女性私密處美形探秘

婦產科名醫幫妳找回緊緻的青春

潘俊亨醫師、劉祥耀醫師◎著

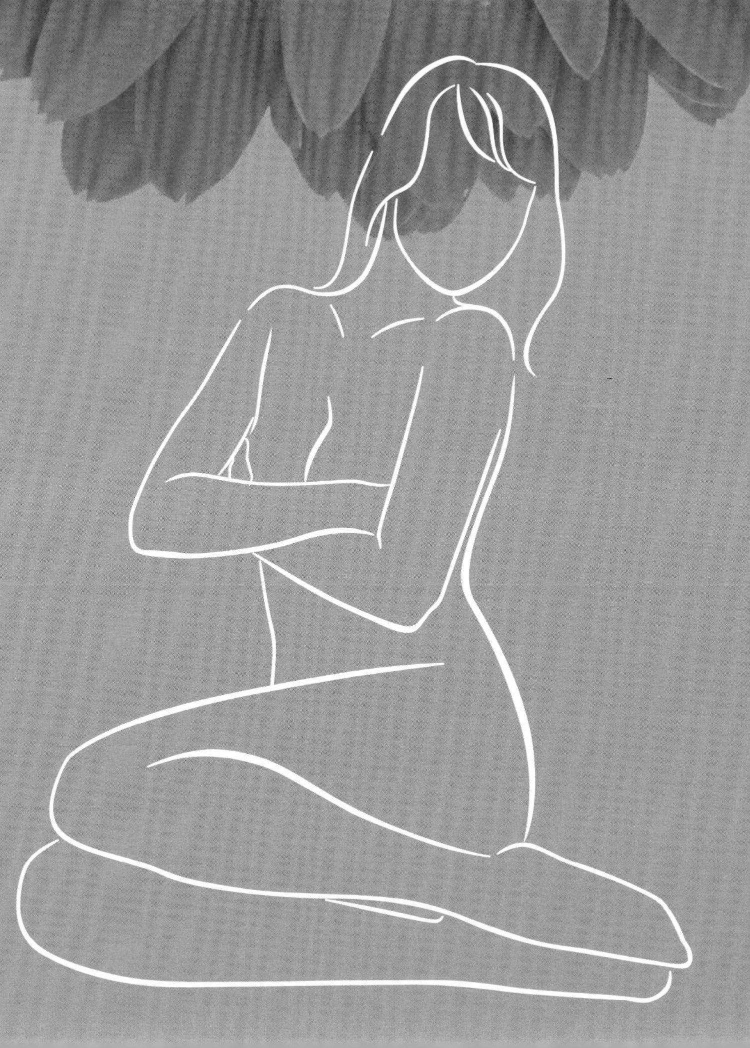

Contents 目錄

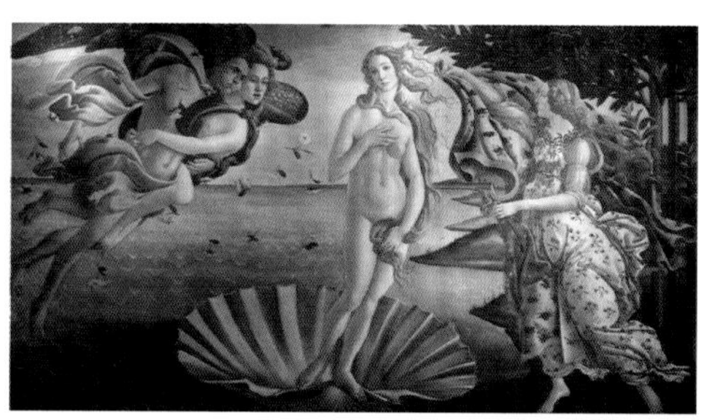

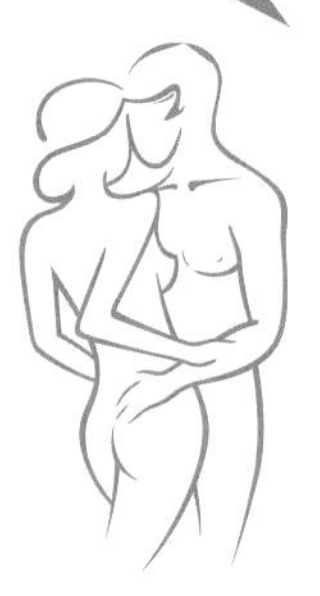

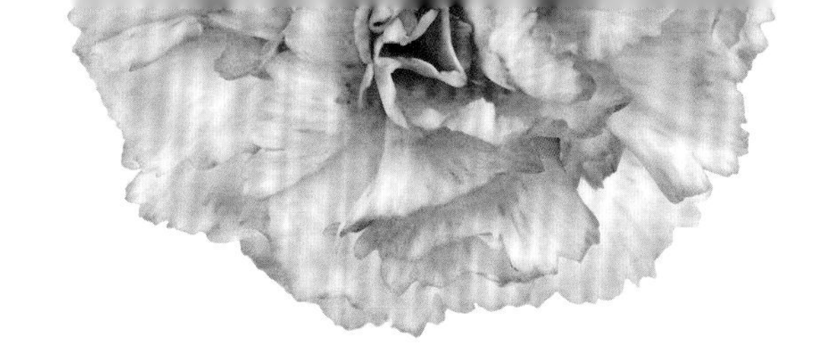

CH3 女性的私密困擾 *53*

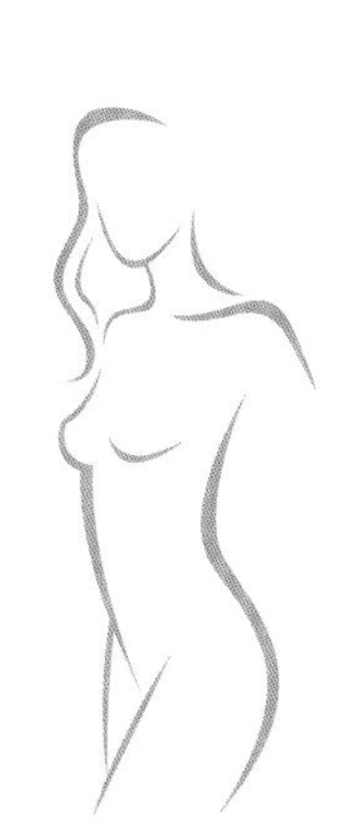

CH4 女性私密處美形手術 *83*

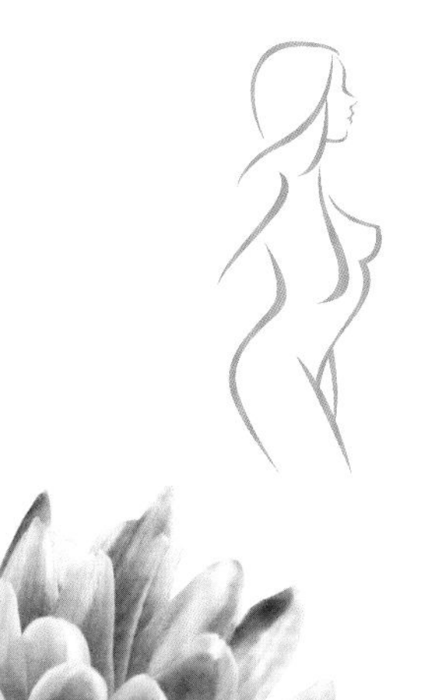

Contents 目錄

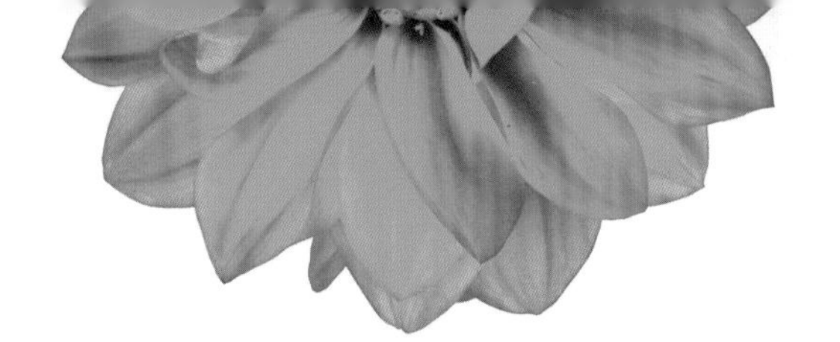

CH5 私密處美形vs性愛升級 127

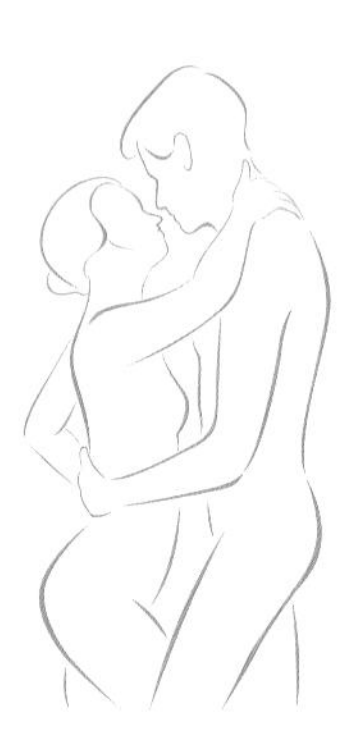

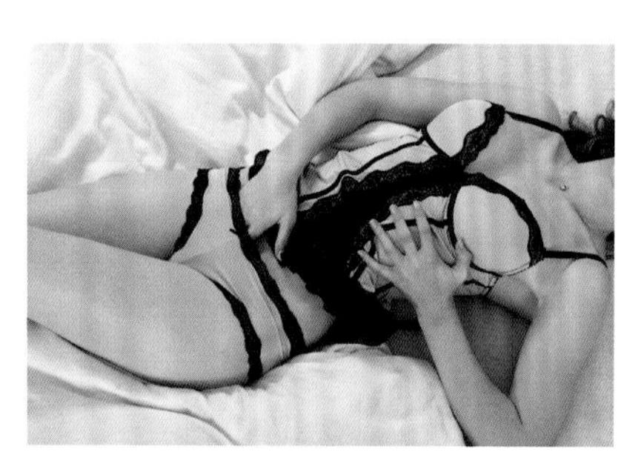

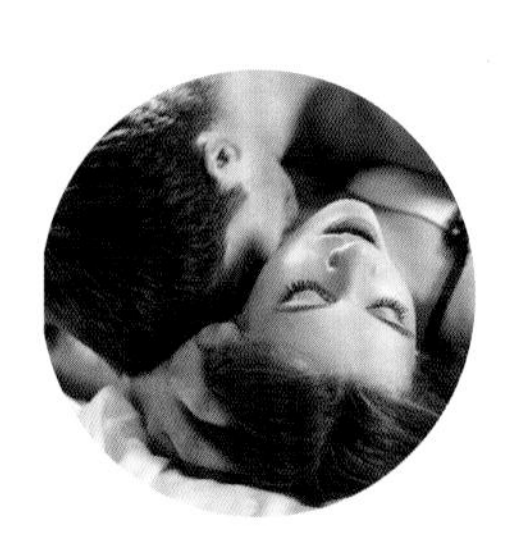

CH6 私密處保養/美形Q&A 145

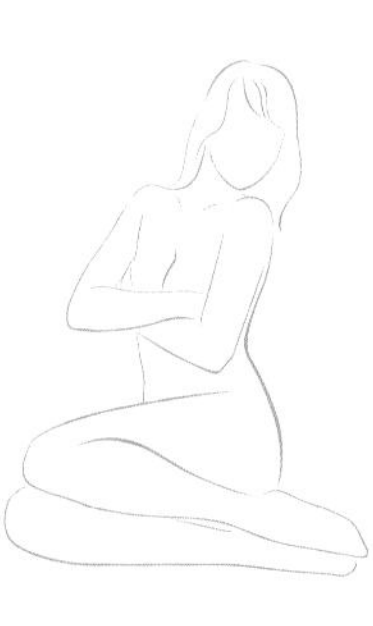

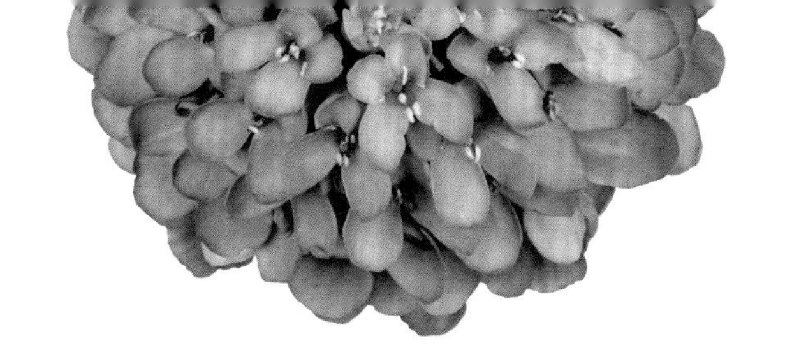

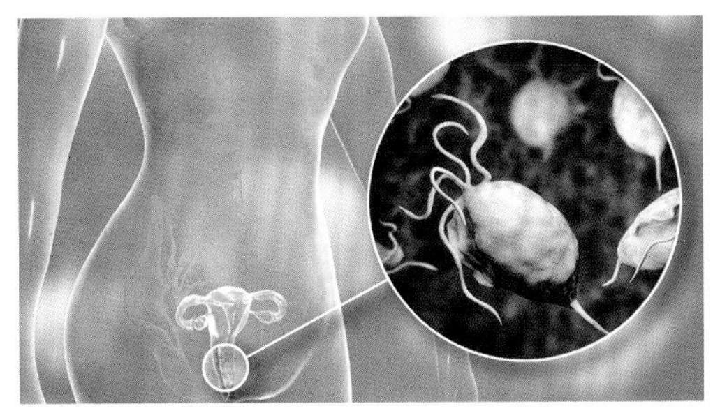

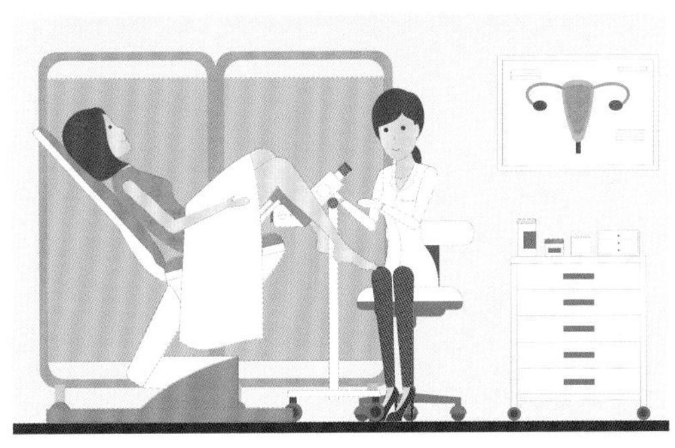

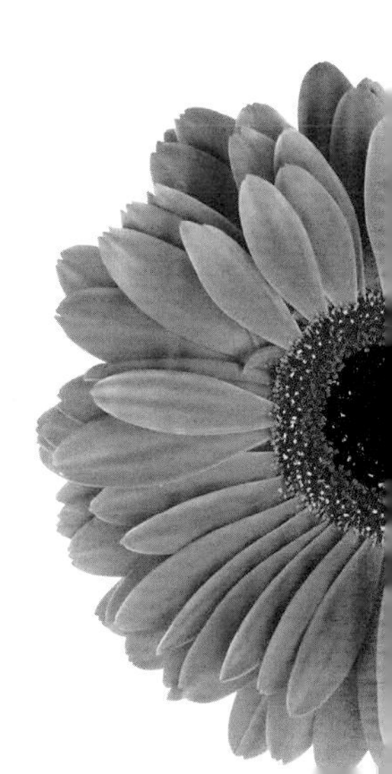

女性生殖器官不僅僅是身體構造的一部分，這生命泉源的領域，向來被賦予神聖榮耀的宗教秘境並融入歷史、藝術、與文化的長河裡。由於地域、民族、與文化的不同，人們對女性私密處的主觀或客觀態度與認知有很大的差異。

先說個臨床小故事：一位19歲的女生來到診間，劈頭就要求醫師幫她做檢查，看看陰道是否有異常。問明緣由，原來是多年男友說她像防空洞，性愛沒有感覺。其實在男歡女愛的情境下，順利交媾是正常且自然的事；也就是說，若只有情意相投的器官性愛，而沒有纏綿氛圍的營造，便無法產生烈火激情，只會是草草了事洩慾而已，最終落得「沒有意思」，情何以堪。

愛愛時若能用點心來營造環境氛圍，加上甜言蜜語的愛撫與體位，例如：骨盆前傾（註）的變化是性愛的基本功夫。希望讀者能融會貫通書裡的內容，有益於獲得終身受用的「性」福知識。

處女情節的坎，不僅存在於男生，同樣也會出現在女生身上。有女性朋友來到診間，稱：「我要把我失去的第一次補回來，希望回復當初的我，呈現給我的Mr. Right。」她來做處女膜的修補，在主觀上就是要揮別過往，為重新出發做準備。

女陰疼痛與性交疼痛不同，但彼此存在某些程度的相關。除了醫師的

註：性交時，骨盆後傾（傳教士體位）陰道會變得寬廣短淺，容易進去；反之，骨盆前傾會使陰道狹窄拉長，增加陰道對陽具的壓擠與摩擦；如同肩難產時，產科醫師會要產婦採屈腿壓腹產姿，目的是讓骨盆出口變寬、產道變短。

診察治療外，女陰部位的按摩也非常重要，物理按摩對身體大部分的疼痛治療有其重要性；同樣的，在女陰前庭疼痛的徒手物理按摩，也屬於治療的要件之一。

女陰的按摩是必須靠自己施作的，這每天的施作很難靠他人。但女陰部位我們沒仔細端詳過，更沒有探索的想法，甚至覺得不需要。當我們認知女陰是生命泉源之路，將不難理解女陰的自我探索與照護是聖潔的、是必須的。讓我們一起跟著這本書開始來學習，來探索。

潘俊亨與劉祥耀兩位名醫在婦女私密美形的領域鑽研多時，他倆除了在臨床專業上有很好的成就外，更亟思將女陰的形態美學與性愛臨床實務，提供給大家一個實用的女陰私密健康教育，這無私的奉獻情懷值得慶賀與尊敬；也為女性朋友慶幸，能有一本專業、貼心且實用的手邊書能夠幫助解惑。

余堅忍

（部定副教授，前國立陽明大學醫院學科主任，
前國防醫學院、國立陽明大學臨床教授）

女性私密處自古以來都是不能見光且不能公開談論的事，而從亞當夏娃以來，三點不能露已成普世公認的準則，但私密處的健康與功能卻是和身體其他部位具有同樣重要的份量。

古代的女性除了用衣物重重遮蓋私密處之外，也因為傳統倫理觀念的束縛，一生中可能只有一個「人」才可以窺見其樣貌，而也因為此種習俗及文化觀念已深植在每個婦女的腦海，所以許多私密處的疾病在初期微症時都不願意就醫治療，直至嚴重程度時才勉為其難到醫院就診，所以許多子宮頸癌、陰道癌、陰唇病變及乳癌等惡性腫瘤一經發現都已進入末期。

私密處其實也負有一些重要的生理機能，其中最重要的就是擔負輔助懷孕的功能，同時也是讓男人與女人享受肌膚之愛的重要組織。現代人已慢慢要求生活品味的提升，性愛生活成為大家開始重視的一環，甚至和無形感情的密合度有正向關係，所以現代人對於私密處如今不只要求機能的完美，更會追求視覺的滿足，然而因為東方國家的正規醫療體系在這方面還是缺乏專業醫師來處理種種相關問題，因此許多患者在百般無奈的情況下，只有尋求非專業甚至非合格的人來處理。

值得欣慰的是國內頂尖婦女專科醫院愛麗生婦產科專科醫師潘俊亨，不但在產科方面有熟練的醫術，也是一位專研女性私密治療的專科醫師，許多有此困擾的婦女朋友在潘院長悉心治療後都有很棒的效果。而潘院長也是一位功夫好又不藏私的仁人君子，他為了讓更多可能礙於面子而不敢向人求問的朋友，能有機會將困擾的難題得到解答，就將所有有關私密處的疾病及處置方法，阿莎力的編輯成本書，內容深入淺出，從簡而繁，囊括了所有婦女朋友常會碰到的問題，而且提供了淺顯易懂的解決建議，相信看完以後可以解決心中想要問又不好意思啟齒的所有難題。而不但婦女朋友要好好拜讀，男性朋友為了自身及另一半的幸福，也更需仔細閱讀。

而此書另一位作者劉祥耀醫師也是婦女醫學的大師，其專長幾乎囊括了所有婦女朋友都會碰到的問題，他在本書中也詳細的解釋了所有婦女私密處疾病的治療方法，讓所有拜讀的朋友可以一目了然很快的清楚治癒的良方。

在此預祝此書上市順利成功，一刷再刷，也祝福每一位讀者從中獲得新知，獲得健康，更能獲得美妙美好的兩性生活樂趣。

劉伯恩 謹敘

（肥胖症專科醫師）

女性的陰部是女人的第二張臉，藉由這張臉，和男人區別，但是就女性族群來說，每個女人這張臉的長相正如五官也人人長得不一樣，但這個事實並沒有普遍被人們認知！

女人的陰部年輕時期最豐盛飽滿，彈性十足，陰唇有如春天的花朵怒放，陰道的分泌有如深山的泉水清澈甜美，小陰唇有如活潑靈動的蝶翼，大陰唇似春天綠草如茵的小山丘，春意盎然，都是男人爭相競逐的秘境。

但是歲月會寫在人的臉上，也會寫在陰部。跟隨著時間流逝，女人的陰部也會和臉部一樣皺縮老化，逐漸失去豐潤和光彩，所以也必須經由保養和整型來改善她。

然而千百年來，在男性主導的政治文化之下，女人陰部的這張臉被要求深深藏匿起來，使她羞於見人。男人把女人的私處據為己有，看成私有財產，是為提供男人的淫慾而存在，是為了盡傳宗接代的任務而做愛，女人的情慾自己不能決定，生理和心理都要受男人的宰制。

藉由宗教教義和戒律，鉗制女人性活動的自由，在歐洲中世紀有所謂「貞操鎖」的發明，當時女人因為外遇被處以死刑時有所聞，即使在現代，仍然有某些堅持嚴格教義的回教國家，為了杜絕女性產生教義所不容許的淫慾，而維持未成年女性「割禮」，也就是把陰蒂割除的習俗，使女性終身無法藉陰蒂手淫自慰，讓女人完全沒有自由發洩情慾的空間，女人的生殖器純粹是男人私有，由男人宰制。在這種情況下，女性當然不可能對自己的陰部仔細端詳。

即使身在台灣的現代女性，在50年前仍然處在保守的社會風氣之下，當時在睡覺時流行關燈，電影放映的也都呈現黑暗中做愛的鏡頭，多數男人也很少去仔細端詳女人的陰部，女性遑論去在意她長成什麼形狀，美或不美就更不用說了。

但是這種情況在手機攝影問世之後，已經很迅速地改變了！許多人在白天做愛時會自己拍攝影片，晚上也開始習慣開燈做愛，也有很多自拍的裸體照片和影片被PO上手機的小螢幕，到處流傳，女性的陰部不再像過去那樣遮遮掩掩，隨時都很容易被看見，女人也開始注意別人陰部長得什麼樣子，再反觀自己的。於是最近主動到婦產科要求做陰部和陰道整型、雷射美容的女人開始變多了。

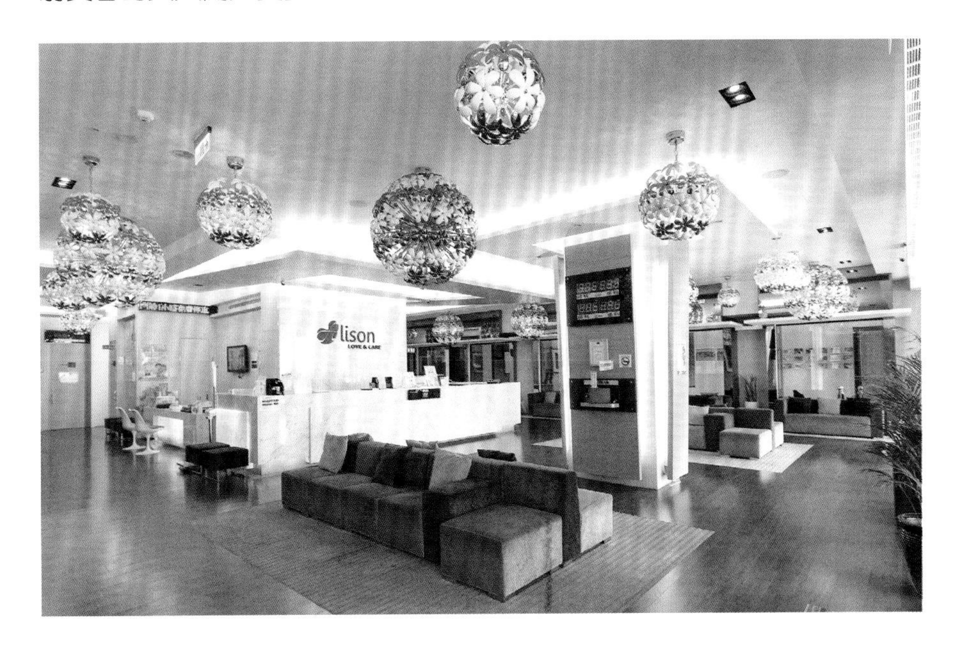

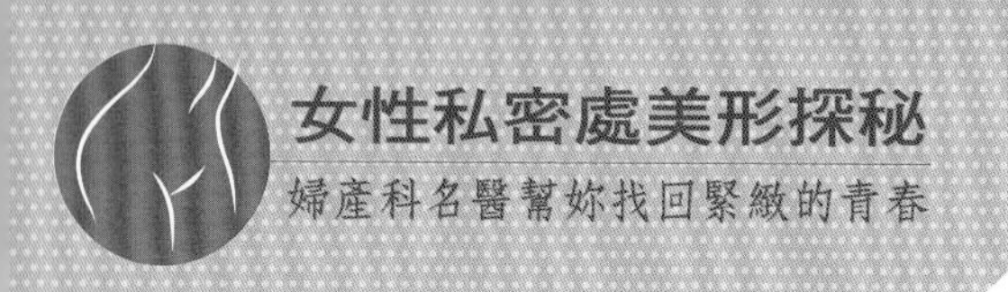

這個現象不但是女性對於自己身體主控意識的再次提升，也是女性權力地位再提升的另一個面向。女人的私處是屬於自己的，是自己要讓她美美的，做愛要舒舒服服的，不一定全是為了男人思考、為男人的享樂而存在，而是為了自己的存在而存在，是為了自己的快樂而存在，因為，私密處除了有生產的功能之外，也是可以讓自己獲得極大快樂的地方。時代改變了，社會應該對女性私密處的功能重新定義了！

寫這本書的用意在讓女性清楚的認識自己的陰部，如果有自己不滿意的地方，醫師可以使用什麼技術幫助改善她，畢竟女性的私密處是婦產科醫師天天要面對的，而且，讓女人私密處保持年輕、健康，還要美美的，應該是身為婦產科醫師無可逃避的責任吧！

潘俊亨 2021/02/04

筆者自2007年開始構思女性私密整形及私密保養的各項處置，一方面本身的多年專業婦產科醫師訓練生涯中，悟到女性對身體外觀上及功能上的需求，鑑於當年國內相關手術技術的未普及，於是陸續自費到德國Jena蔡司集團雷射部門（2009）、Slovenia私密雷射公司及附屬醫院（2012）、韓國首爾Gangnam Michelan植髮植睫毛中心（2012）、義大利DEKA Filenza私密雷射原廠及附屬醫院兩次（2015、2017）、巴黎IMCAS來自全世界專家的手術技法分享四天課程：胸部整型、脂肪體雕拉皮、私密整型精進（2018）……等等，學習觀摩當時最新的相關技術，對日後的私密手術生涯有許多珍貴的啟發及觀念修正。

當然，國情不同，民眾的需求也有所不同，西方人要的不見得是東方人的重點，筆者嘗試從中得到一些平衡。多年的執業生涯中後來發現，手術中能保留的盡量保留，能少修掉一點的就少修掉一點。對於各部位的核心——神經血管，能少動就盡量不要動到，就外觀上看得到的部分秉持這個原則，於客戶端而言，可以明顯的縮短修復期，而術後的腫脹程度、疼痛程度也可以減到最少，且不論哪一個部位手術都可以秉持這個原則。

有時看似最簡單的手術，其實反而是最難的。雙眼皮手術是入門手術，雖然簡單，但是要做得好卻相當困難。做完手術眼睛張開時漂亮並不難，術後當眼睛閉著或睡覺時，若眼睛是半閉著的合不攏，這樣的話手術只算成功了一半，而失敗的這一半極可能因為眼皮閉合不全，導致淚水分布不均、乾眼症、角膜病變、角膜潰瘍，甚至失明，反而招致另一種不易處理的災難。

舉例來說，筆者認為女性的小陰唇美型手術也是類似的情況：看似步驟簡單，但是最後的結局是要做得自然美觀，疤痕不易發現、維持原本的敏感程度，有些客戶的術前外觀要做到以上各點真的比登天還難，畢竟醫生只是人類不是上帝，醫術再怎麼好也只能是人為的處置，要趨近於以上的要求，除了經驗充足，細膩的手術縫合技巧一樣很重要。

在這些小範圍的手術上面，筆者個人認為「慢工出細活」可說是至理名言。由於每個客戶都是獨立個體，每個外科醫師對手術的設計理念當然心中各有一把尺，並非要將個別客戶像複製人一般的做成樣板化，而是依照客戶個人特色幫她量身打造做修正，更重要的是不能損及功能。

動手術時要有類似藝術家的心態，怎麼樣把作品做到趨近完美，需要耐心、細心，還有嫻熟的技術作為基礎，學習再學習，對於每個個案都以戒慎恐懼的心態來面對。最後希望這本合著對於有所需要的各界人士都有實質上的幫助；有些是個人的做法，如有不妥之處，還請各方先進指教。

劉祥耀

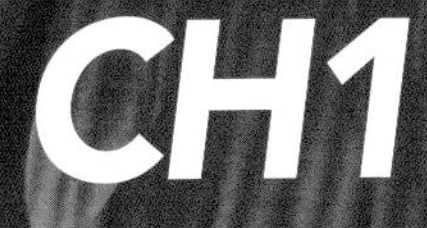

女性私密處
文化面面觀

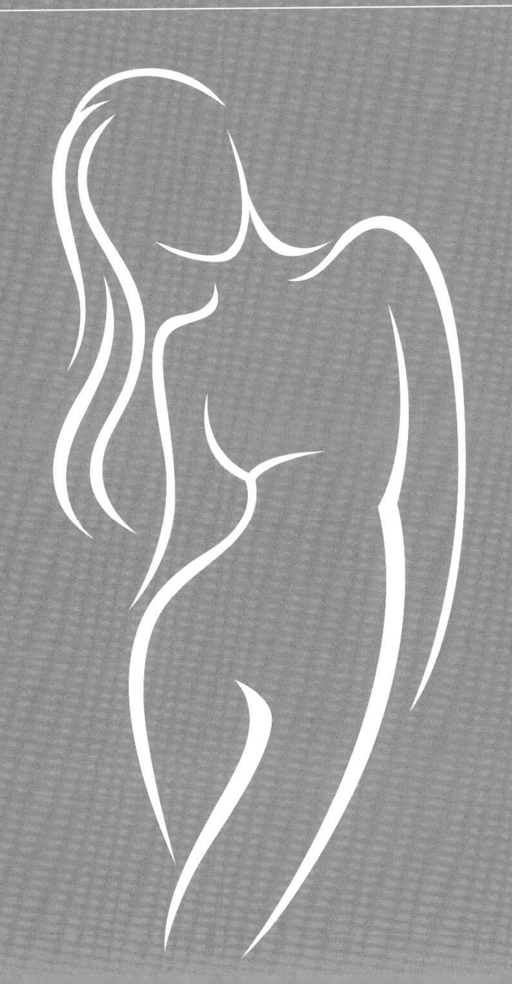

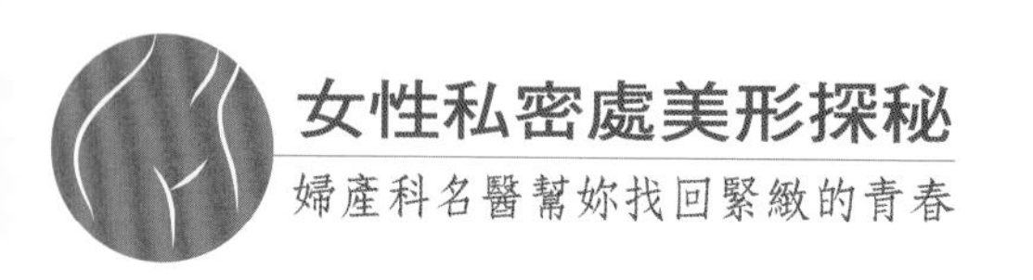

長久以來，女性陰部常以「私密處」作為代稱，指的是：女性身體被遮住的部分。不可諱言，這意象來自舊時代對女陰的種種隱諱，21世紀的今天，當隱晦已除，作為身體的一部份，舊有資訊既對女陰的了解太少，不管是為了情趣、或是為了健康衛教，現代人都應該對「她」多了解一點。

與時俱進的女陰審美觀

對女陰的審美觀與認知在不同時代、不同文化中存在很大的差異，舉例來說，不同文化對陰毛的態度就有很大的差異，有些文化認為陰毛是美的，但在其他文化中陰毛可能被認為是不潔和令人厭惡的。

女陰的結構包含大陰唇、小陰唇、陰蒂包皮和恥丘等，不論古今中外，這個神秘地帶經常都受到情趣話題的關注，但世界各地的人們對陰唇的形狀、尺寸及顏色幾乎都存在著不同理解。

大多數西方女性認為大陰唇完全包覆住小陰唇是美；在日本，認為小陰唇外露是美；在一些非洲國家，認為長而突出的陰唇是美，特別是在非洲南部某些部落，女性透過附掛重物的方式，有目的的拉伸、擴展陰唇，這種行為在當地被認為是一種文化傳統，女性從青春期開始就被鼓勵這樣做，並認為較大的陰唇可以促進更好的性滿足，據實測，這種拉伸法最多可將陰唇擴大達7英寸（約18公分）。

另一個以割除陰唇組織（割禮）的殘忍行為，也在不同文化中成為達成美學理想的方法。女性割禮主要在非洲及中東部分地區盛行，割禮的程度從割除陰蒂包皮到完全切除陰蒂不等，也可能包含女陰其他部位的切除與縫合。女性割禮的施行多與宗教信仰及父權對於女性身體的控制有關，許多施行女性割禮的部落相信，割去女性的陰蒂、小陰唇，甚至整個外生殖器官，將使女性因無法感受性快感而守貞。

對比於男性割禮通常只施作包皮環切手術，女性割禮對女性心理與身體都會產生嚴重而深遠的影響，這種做法長期以來受到世界各地人權組織的批評，並呼籲將女性割禮視作侵犯人身安全及違反人權的行為。

1965年出生在索馬利亞加勒卡約沙漠的華勒絲，是第一個登上《Vogue》雜誌封面的非洲裔女超模，1997年，正大紅大紫的華勒絲對世界知名時裝雜誌《Marie Claire》說出了自己兒時受割禮的故事：「我感到自己的肉，自己的陰部，被一下一下切掉。我聽到鈍銹的刀片在我的皮膚上鋸了一個來回，又一個來回……」

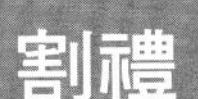

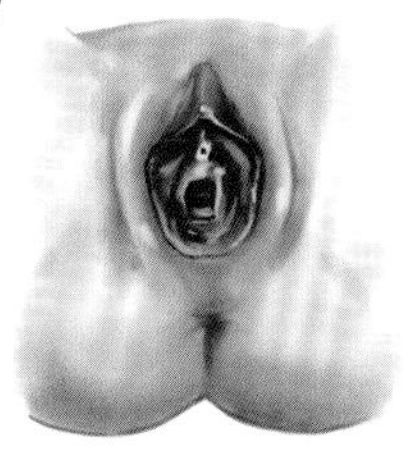

▲方式一：陰蒂及陰蒂包皮割除

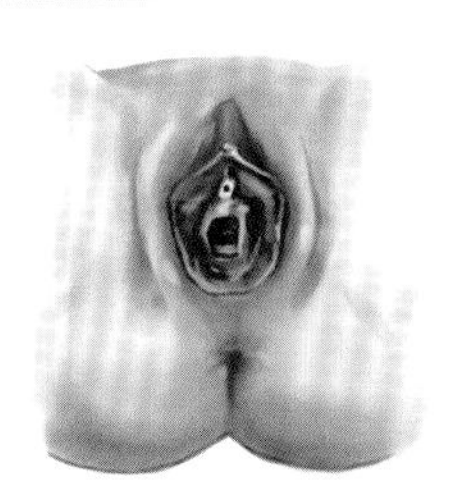

▲方式二：陰蒂及部分小陰唇割除

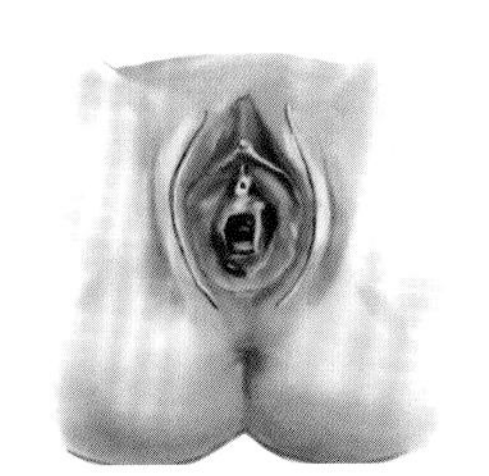

▲方式三：陰蒂小陰唇及兩側小陰唇全部切除

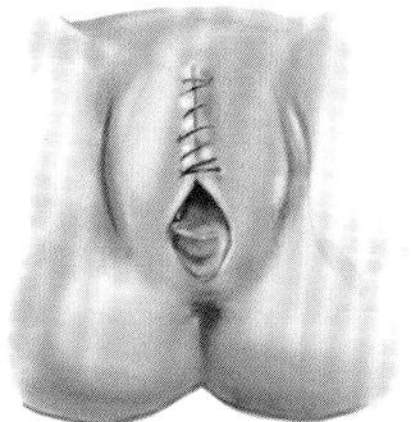

▲方式四：上三分之二的大陰唇縫合

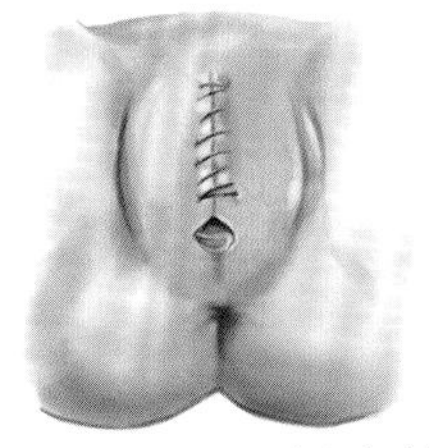

▲方式五：幾乎全部縫合

5歲時華勒絲被殘忍的進行了割禮，在許多實行割禮的地區，女孩出生不久後就被用刀片割除她們的外生殖器，然後再將下體縫合，以此保證女孩的處女之身，直到新婚之夜由丈夫用利器切開。

採訪華勒絲的女記者蘿拉是一位身經百戰的著名記者，當她聽到華勒絲訴說自己的故事，忍不住全身顫抖起來，最後失聲痛哭：「太可怕了，我做夢都想不到今天世界上還有這種事！」

在非洲，行女性割禮已有4000多年的歷史，大約有28個非洲國家的女孩在4～10歲就要進行割禮，否則不但不會有人娶，還會被驅逐出部落，淪為妓女。

世界衛生組織統計，全世界至少有1.3億名女性接受過割禮，每年有200萬個女孩要成為這類不人道傳統的祭品，且這種不人道行為至今仍在持續中。

所幸，世界上絕大多數女性不需受此迫害，尤其近代，自由風潮掀起，女性自主時代來臨，近幾十年來，歐洲女性對生殖器官整型手術的需求不斷增加，而這股風潮也漸漸吹向以往被認為觀念較為保守的亞洲。

20世紀末，西歐文化中外陰的審美標準越來越受到關注，甚至堂而皇之地躍升至藝術殿堂，儘管女陰長久以來被認為是私密和隱藏的身體部位，但女陰的審美已逐漸成為公眾關注的議題，並被認為必須與女性追求外表的美麗同步。

古代藝術文化——「偉大母親」的意涵

儘管曾經隱晦，但因為女陰是人類繁衍，包含性行為與生殖時的可見部位，所以女陰經常被以「母性」意涵包裝進入到藝術與文化之中。

女陰除了被視作一種代表生育的標誌及性慾望的象徵，也經常被賦予「偉大母親」的形象。早在舊石器時代即有許多描繪女性性器官的雕塑，在法國楓丹白露洞穴上也出現強調女陰意象的石刻；在某些文化中，女陰也常被視為幸運符或是帶有保護力量的護身符。

對女性外生殖器官的態度因不同文化而有異，舊石器時代歐洲的眾多證據顯示了遠古人類對女陰一種近似崇拜的心情，她經常在重大節日中被禮讚，且被賦予神聖的形象；相對，在另一些文化中，外陰被視為禁忌、不潔，必須在公眾面前有所隱藏。

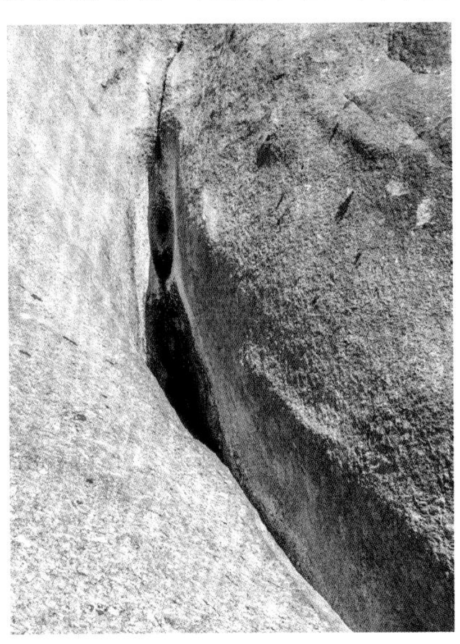

2008年，在德國施瓦本魯拉一個菲爾洞窟（Hohle Fels-Höhle）的考古發掘中，發現了一個由猛獁（長毛）象象牙雕刻的女性塑像，即所謂的「菲爾洞維納斯」，這個雕像的雙腿張開，外陰部被特別強調，文化觀察家將此解讀為「有意

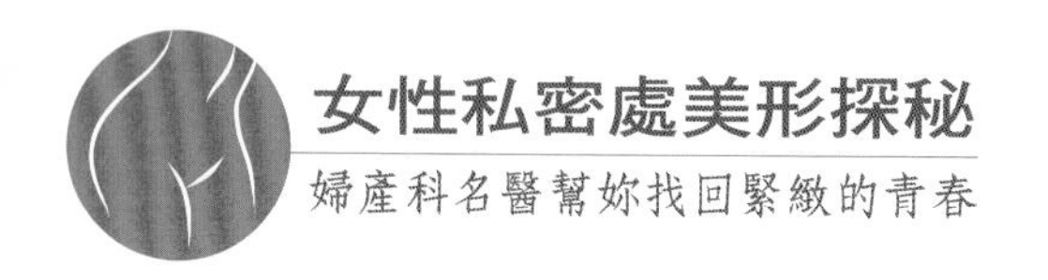

識地誇大性特徵」，後人將其解讀為是一種母性崇拜。

中世紀歐洲出現一種被稱為「Sheela na Gig」的女性石雕，這種石雕的外陰部通常被雕塑成過於誇大或敞開狀，這種石雕以愛爾蘭修道院和城堡的入口處上方為多，一個主要觀點認為她們被放置在該處正是被用來抵禦想入侵的邪靈；此外，中世紀中期的教堂外牆也出現過一些女陰形狀的裝飾。

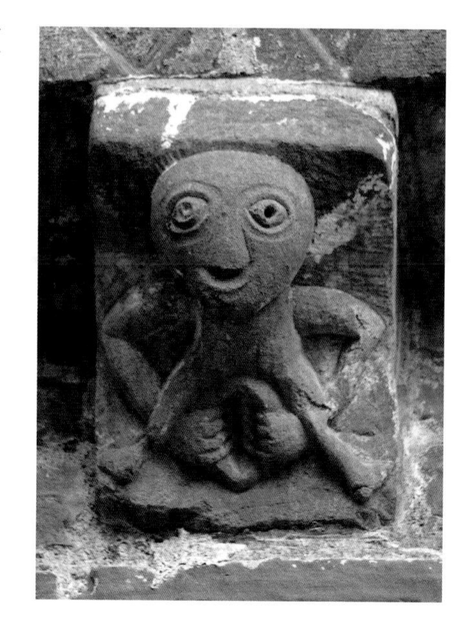

美國加州聖塔莫尼卡知名教授暨作家史達・高蒂探討了Sheela na Gig和包波（Baubo，希臘的歡樂女神，被譽為女性性慾的積極力量）兩種圖像的可能含義，她透過觀察數百張照片，指出世界各地都曾反復出現過這類圖像，顯見女性外陰的形象並不是歐洲宗教藝術或建築的特徵，不過她也在一些女神和女英雄神話故事的相關藝術中找到了相似的圖像，這些作品無不藉由分開她們的大腿來展現神聖的力量，她的理論是：「圖像根植於我們的心靈，女性外陰圖案可能是人類想像力中宇宙的原始中心。」

到了中世紀晚期，朝聖者的徽章和用具上也出現了不同樣式的女性外陰和男性陰莖圖騰，包括朝聖者的斗篷、手部與腿部護具、帽子上，都可能出現這些圖像。這些圖像的含義與來源已不可考，但通常被解釋為朝聖者的傳統遵循、模仿行為以及幸運徽章。

女陰在世界各地的古代藝術文化中皆曾普遍出現，許多宗教的外陰崇拜符號也時常被融入在藝術作品中而得以被流傳至今。

東方藝術文化——春宮圖細膩描繪情色

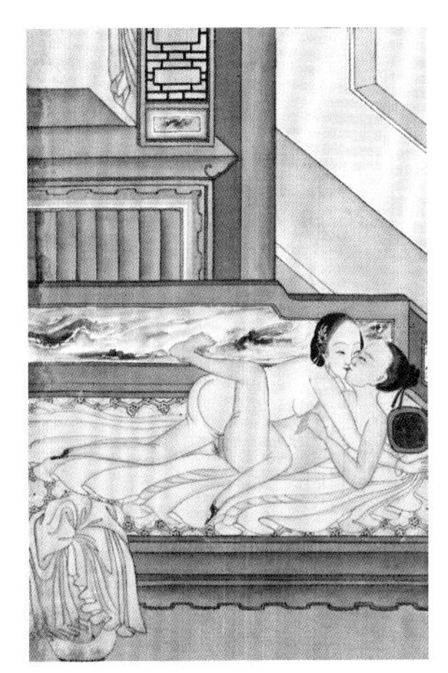

東方藝術中有不少關於女陰的描繪，中國歷代即有許多春宮圖作品，其他包括韓國、越南、印度等文化中也都有類似的情色繪畫，不過大多以男女性行為或單純的女子裸體圖為主，日本則有比較明確以生殖器官為主題的藝術與文化崇拜現象。

中國古代的春宮畫是描繪男女性愛生活，特別是各種性交姿態的圖畫，由於它最初產生於帝王的宮室，描寫春宵宮幃之事，所以被稱為春宮畫，據考證，這種圖片最初是為了進行性教育而設。

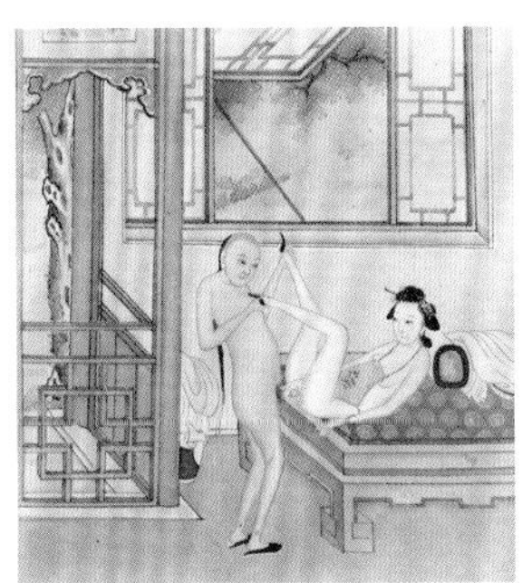

中國最早的春宮畫可追溯到先秦墓葬，漢磚也有大量這類圖文表現，據史料記載，漢孝景帝時廣川王劉去的兒子海陽像他父親一樣淫亂成性，他讓人在四壁畫滿性交圖，並在此狂歡作樂，漢成帝也曾讓人把春宮圖畫在屏風上；之後，歷朝歷代從宮廷到民間都不乏這種「秘戲圖」，元朝畫家趙孟還因為畫春宮畫而知名；及至明朝，春宮畫蔚為流行，推測是在嚴酷的性禁錮與性壓迫雙重條件下發生的逆變產物，即使連大家熟知的「江南四大

才子」中的唐寅、仇英都曾創作過很精緻、藝術性很高的春宮畫。

在日本，約4000多年前就已經造出擴大女陰的生育女神泥人像；神道教中的創造神話將陰莖視為中心，也是在8～12世紀平安時代的色情繪畫主題；江戶時代和明治時期（17～19世紀），浮世繪對春宮圖有許多著墨，除了描繪性與色情行為外，也顯示性器官的細節。

幾千年來，日本社會從宮廷、民間、乃至宗教場域，無不對情色主題有高度興趣，及至近代，隨著日本對西方文化的開放及參考了西方的道德觀念，在明治時期末代（1910年）將春宮圖的製作發行定為刑事犯罪，但也直到1986年，日本才禁止在公共場合露出陰毛，但未經審查的春宮圖展覽自1994年以來都一直存在，民間也始終保有很大的支持力度，或許也因為如此，才積累出日本如今成為情色產業大國的巨大能量。

印度《愛經》

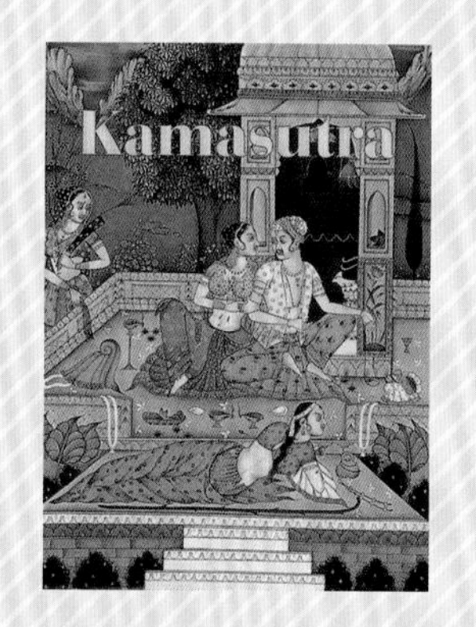

古印度一本關於性愛的經典書籍，成書時間大概在1～6世紀之間，為史上最著名的性愛著作。相傳在昌德拉王朝時期，印度教盛行通過性和諧達到與神合一的宗教信仰，印度教徒還有一種特別的理論，他們認為「愛」是與生俱來，可無師自通，但「性」必須經由學習方可掌握，因此古印度人撰寫了這本講述性技巧的名著，是世界五大古典性學著作之一，書中並以哲學的形式詮釋了性愛的姿態、性愛的技巧與性愛的和諧。

歐洲藝術文化——裸體藝術從義大利開始萌芽

從古希臘早期開始到19世紀後期，歐洲藝術的繪畫和雕塑，特別是古代希臘和羅馬的雕像，基本上會避開女性外陰的特出表現，只有在描繪色情的瓶畫和壁畫上才會出現具體的情慾描寫。

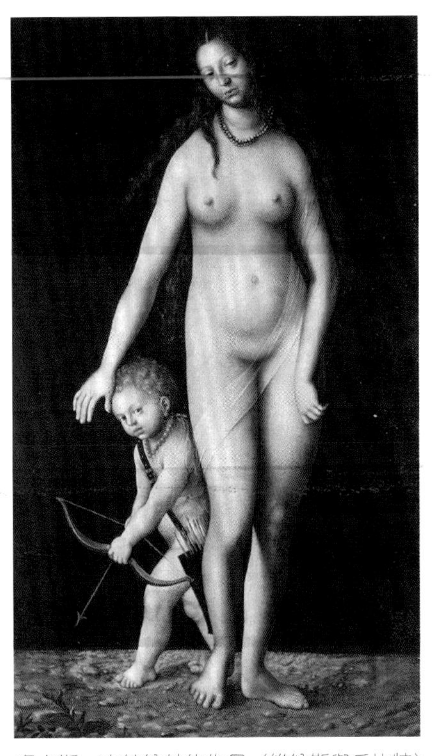
盧卡斯・克拉納赫的作品〈維納斯與丘比特〉

14～17世紀文藝復興時期，裸體藝術從義大利開始萌芽，並進一步得到發展，當時德國重要畫家小盧卡斯．克拉納赫的作品〈維納斯與丘比特〉，具體呈現了陰阜上的陰毛。

到了19世紀末，許多藝術家都有裸體相關的藝術作品出現，包括拉斐爾、詹波隆那、魯本斯、竇加、雷諾瓦等，都確實的在藝術創作中呈現了「維納斯之丘（恥丘）」，不過並沒有呈現細部的特徵，但有一些例外出現在西歐的某些國家，一些藝術家在繪畫、圖形和雕塑中呈現了女性的陰毛和陰裂，包括上述的小盧卡斯．克拉納赫。

維納斯之丘

在古希臘有女性剃除陰毛的習俗，被視為女性化妝術的一種，這種習俗也盛行於印度、波斯和阿拉伯等地，由於當時人們觀念較為保守，談論間總是低調地將女性下體的陰毛部位稱之為「維納斯之丘」，而剔除陰毛也含蓄地稱為剔清維納斯之丘。

維納斯之丘也被稱作「恥骨之丘（恥丘）」，這是一塊強健的脂肪組織，被覆蓋在陰毛的下面，是恥骨對外界衝擊的緩衝器，維納斯之丘位於陰唇上方，在激烈的性行為中能抵銷男性身體對女性恥骨所造成的撞擊，避免恥骨受傷或被磨損；另外，因為維納斯之丘所在之處彙集了很多的神經末梢，在性行為之前的前戲階段，她也具有極大提高激情的作用。

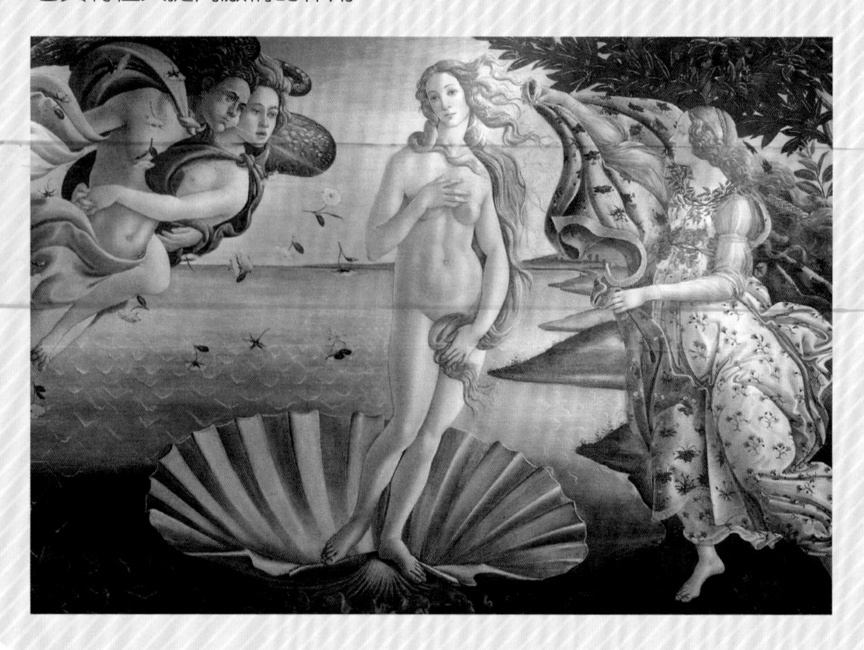

藝術家在作品中描繪女陰可能是寫實派畫風對完整呈現真實的渴望，舉例來說，聖經中亞當和夏娃的藝術作品通常會以裸體的方式呈現，但聖母瑪麗亞則不會；藝術家不在藝術作品中呈現陰毛及其他女陰細節的原因也有很多討論，像是基於顏色與美學形式，或者是基於對女性權威的恐懼。

18世紀，一些不知名的藝術家以色情或是女陰作為創作主題，例如類似春宮畫的情色繪畫、裸露的人像繪圖，或是在一些建築設計圖中放入裸體人像，並有詳細描寫女陰特徵的繪圖作品出現，藝術領域中偶爾也會有一些呈現陰毛的裸體畫作，像是〈裸體的馬哈〉。

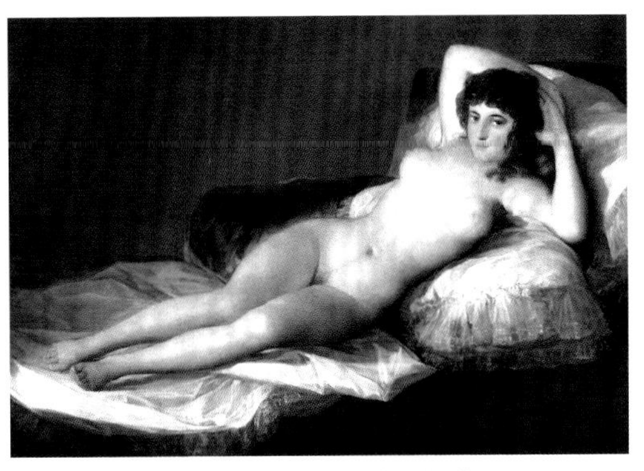

〈裸體的馬哈〉費蘭西斯科·德·戈雅 - The Nude Maja. On-line gallery. 普拉多博物館收藏

該時期也有一幅後來非常著名的女陰主題藝術創作，即居斯塔夫．庫爾貝的作品〈世界的起源〉，這幅油畫作品清晰的描繪了女性的身體、腿部及陰部，陰毛處更以濃重的色彩呈現，這幅畫作是目前已知最早詳細描繪女性外陰的藝術作品。

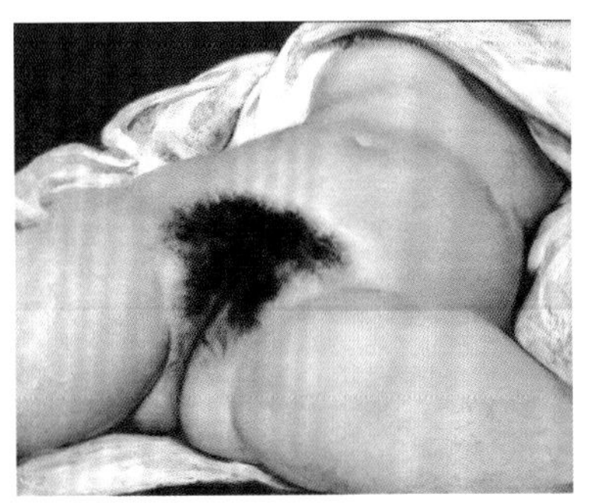

〈世界的起源〉居斯塔夫．庫爾貝

到了19世紀，以女性裸體為主題的繪畫和雕塑作品開始在藝術院校中流行起來，藝術家更具體呈現了真實的性別形象，但這些意念許多只出現在底稿和草圖中，正式作品中這些具體的性別形象通常都消失不見了。

19世紀末、20世紀初，隨著攝影技術的發明及被廣泛運用，照片開始被作為藝術創作或是繪畫範本的參考，許多裸體照片也被廉價的大量散布，但這些照片通常不被視為藝術品，而是被當成色情媒介。

但也由於詳細描述陰部或陰毛的繪畫令許多人感到不悅，導致在20世紀初期，作品呈現這些畫面被視為是一種違規行為，並引發了一些醜聞。1901年3月，一份維也納雜誌《Ver Sacrum》被檢察機關沒收和銷毀，因為檢察單位認為作者所創作的一些作品「超出了社會所許可的範圍」，該作者在維也納大學的天花板飾帶設計也因此被拒絕，因為這些作品呈現了一些人體的生理細節，創作者在當代文獻中被稱為醜聞畫家；1917年，義大利藝術家亞米迪歐．莫迪里安尼在作品中展現了陰毛，使其作品也被認為是色情的、不被社會認可的。

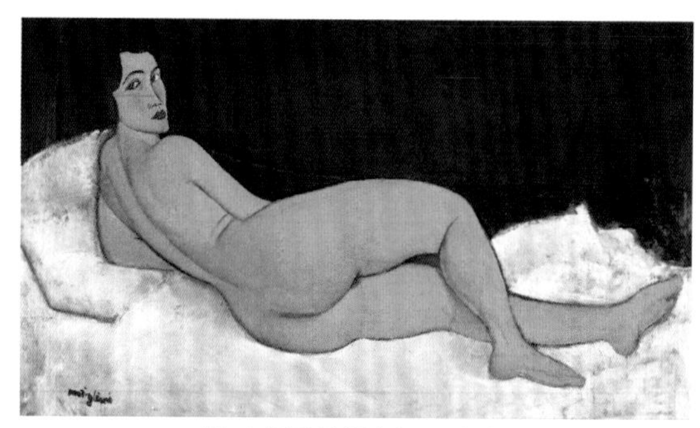
〈向左側臥的裸女〉亞米迪歐・莫迪里安尼

但沒想到的是，距離發生這些事件不到一個世紀之後，作品中帶有陰毛的裸體圖案逐漸成為前衛藝術家的象徵，並成為眾人矚目的焦點，那種沒有陰毛及其他細節的隱晦式外陰表現，從20世紀的藝術中完全消失，特別是畢卡索、席勒、格羅茨等藝術大師，都把兩性生殖器官突出的表現方式成為了藝術風尚，並開始被社會接受。之後，許多藝術家都有以女性陰部、男性陰莖或是性交為主題的藝術作品，許多人至今仍在持續這類的藝術創作，並享有很高的藝術評價。

當代藝術——
突破思維界線，徹底解放女性情慾

及至今日，女陰圖像在各類當代藝術中都能見到，她也開始在象徵女權主義的藝術中成為一個突出的角色，並成為解放女性情慾的象徵。

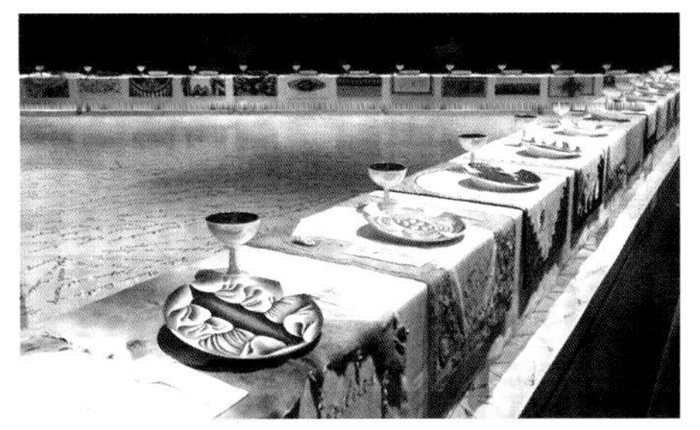

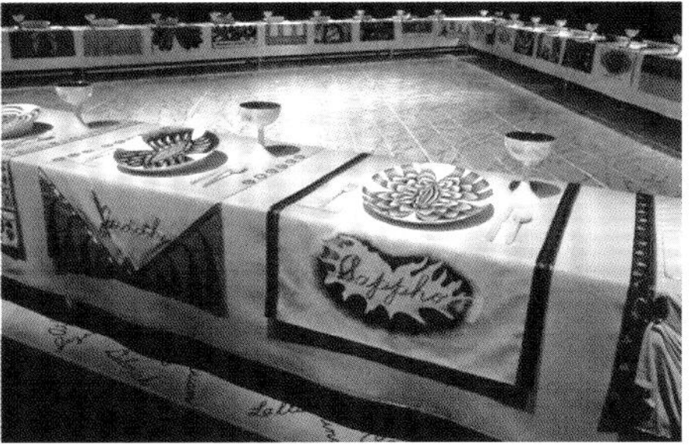

朱迪・芝加哥〈晚宴〉

在喬治亞・歐姬芙和朱迪・芝加哥的作品中，女陰被形塑成與花卉或蝴蝶有關的圖案，特別是朱迪・芝加哥的〈晚宴（The Dinner Party）〉，這是一個以餐桌為主題的裝置藝術，作品中每個餐盤內的食物都以女陰的樣貌呈現。

柔怡・李奧納多在卡塞爾文獻展中將女陰的圖像放在巴洛克時期的肖像畫旁，象徵與之對抗；妮基・桑法勒與尚・丁格利等藝術家在瑞典斯德哥爾摩當代美術館設置了一個叫做〈她——一座大教堂（Hon——en katedral）〉的藝術裝置，是一個以雙腿張開的孕婦為意象的創作，且人們可以從她的陰戶進入；辛迪・雪曼用了模特兒假肢和蒙太奇的方式創作她的〈性圖片（Sex Pictures）〉系列；奧地利藝術家費莉．艾斯波推出了一個叫做〈運動褲：生殖器恐慌（Aktionshose：Genitalpanik）〉的表演藝術，她穿著開了襠的運動褲，以裸露陰部的方式坐在電影院座位的前排；一項由奧地利藝術家克爾斯汀．洛吉納發起的網路媒體藝術〈陰道博物館（Vaginamuseum）〉，是一個蒐集女性生殖器官藝術資料的網路資料庫；日本藝術家五十嵐惠則發起了一項以3D建模掃描陰戶並發送給投資者的活動，並使用模具製作她自己的外陰3D立體模型，但在2015年4月，她以淫穢的罪名在東京被逮捕，她的創作重點主要是以女性外陰為主題，創作的目的是希望揭開女性生殖器官的神秘面紗。

歐姬芙，花與女陰的聯想

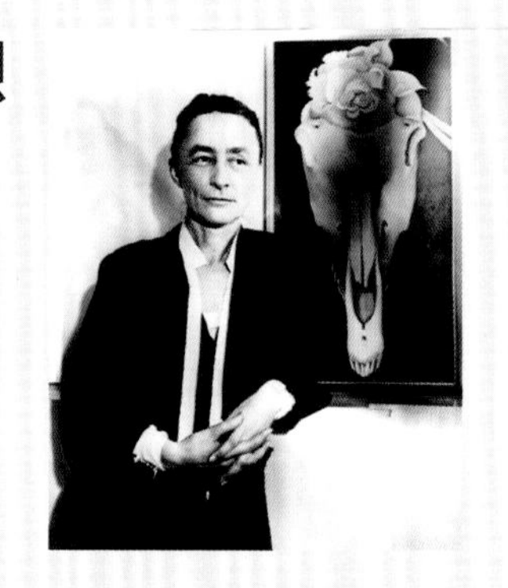

美國藝術家喬治亞．歐姬芙有20世紀藝術大師的美譽，她的畫作給人純淨、唯美的感覺，歐姬芙生前畫了許多花，有人說她的畫蘊含著「性」，如她的名作「黑色鳶尾」、「紅曇花」、「東方罌粟」等，畫作中花瓣部分使人聯想到女性的陰唇，花心則讓人想到陰蒂。

歐姬芙心性的解放與她的攝影家丈夫有極大關係。她1920年來到紐約，寄宿在攝影家史蒂格利茲家中的閣樓，紐約市的夏天很炎熱，但閣樓沒冷氣，史蒂格利茲替她買了一架大電扇，好讓她稍解暑熱，但是酷暑仍讓她作畫時汗流浹背，有一天，她乾脆把全身的衣物都卸除，好讓自己能專心作畫，而這個無心的舉動，使她頓時有心靈解放的感覺，作畫時更能盡情揮灑。

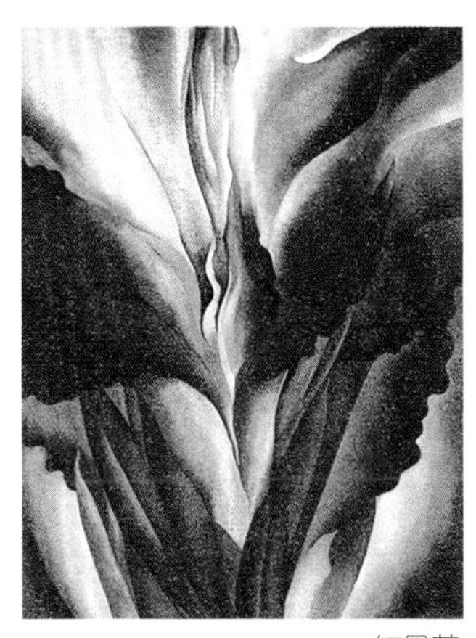
紅曇花

某一天，史蒂格利茲走進閣樓時突然撞見裸著身體在作畫的歐姬芙，他心頭為之一顫，職業因素使然，他立刻抓起相機，歐姬芙依然專心地在作畫，史蒂格利茲躺著、站著、蹲著，拍她的正面、背面，甚至躺在地板上從下往上拍。史蒂格利茲從各種角度拍攝歐姬芙的裸體，取她最自然生動的樣子。這樣的人體攝影取材方式在當時保守的社會，簡直是破天荒的創舉！

「濕黏的紐約夏日，她的胳肢窩長著細毛，乳房尖翹，熱度使皮膚散發熠熠光澤。有點情慾，又像個純真、不沾世俗的孩童。經常出現在歐姬芙臉上的表情是痛苦，彷彿她不小心被拍到了，一絲不掛，剛由浴缸起身帶著幾分尷尬，史蒂格利茲全攝入了鏡頭。」

「自幼年起，歐姬芙總以為自己過於男性化，一點兒也不迷人，不像妹妹那樣具有姿色。如今看到褪下衣裳的胴體，頓時察覺，原來自己也如此美麗。的確，她的身材凹凸有致，飽滿的乳房、乳頭細緻而堅挺，纖細的腰，豐潤的臀，修長的雙腿，如同一座羅馬雕像，她的手部比例尤其完美。多年後，歐姬芙再度欣賞那些寫真照，恍然發現，好像在看別人的裸照。」

史蒂格利茲1921年2月在紐約的安德森畫廊舉辦了一場攝影展，作品中包括45張歐姬芙的裸體寫真，展出才數天，旋即在整個紐約藝文界造成轟動。當時美國有46州通過法令，管制色情作品展

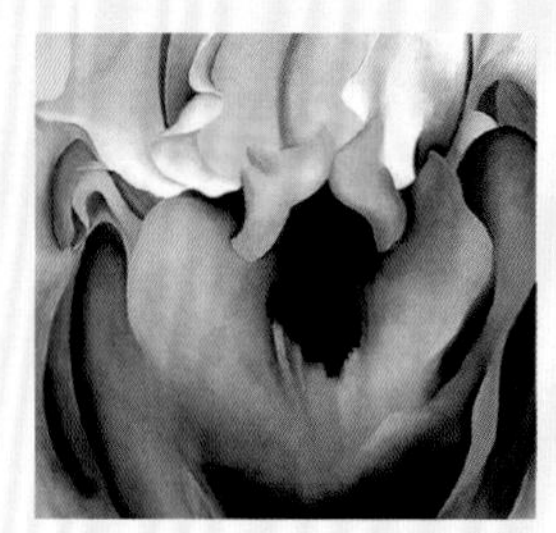
黑色鳶尾

出的尺度，展覽的前一天，史蒂格利茲請了幾個親朋好友來到家中，將攝影作品攤給大家看，現場立刻展開一場關於藝術價值的辯論。史蒂格利茲決定拿掉幾張較爭議的照片，包括歐姬芙陰部的特寫。

歐姬芙是美國首次以藝術方式公開展示裸體攝影作品的女性，比海夫納創立《花花公子》雜誌早了32年。在藝術領域，過去不乏裸女的名畫，然而歐姬芙經由攝影，將她的每一寸肌膚、每一根毛髮、每一個表情，完全真實的呈現在世人眼前，有如親眼目睹，若以攝影和繪畫相較，攝影顯然更具有真實的魅力！

史蒂格利茲攝影的革命性思維不是他不拘泥於傳統的人像攝影，而是創造性地從下往上、從上往下，360度環繞拍攝女體，讓人們可以從不同角度欣賞女性身體的全貌，而女性也同樣可以看到自己身體的全部，也因此，歐姬芙才能發現自己的美！這正如同經由齊柏林的空拍，才讓我們發現台灣的美一樣。

史蒂格利茲的另一個創舉是他把照相機的鏡頭拉到模特兒身體的局部，如乳房、腋下、腰臀曲線、修長的腿，最特別的是許多陰部放大的特寫，好似近拍一朵蘭花，重重疊疊的花瓣、花蕊，想必帶給歐姬芙內心前所未有的震撼！若非經由照片，誰能有機會如此仔細端詳自己的陰部呢？這種震撼直接射入了歐姬芙的潛意識深層，並反映在她後續花系列的作品構圖中！

（取材自《創造永恆的美——美國女畫家歐姬芙》，Jeffrey Hogrefe著，方智出版，1997年）

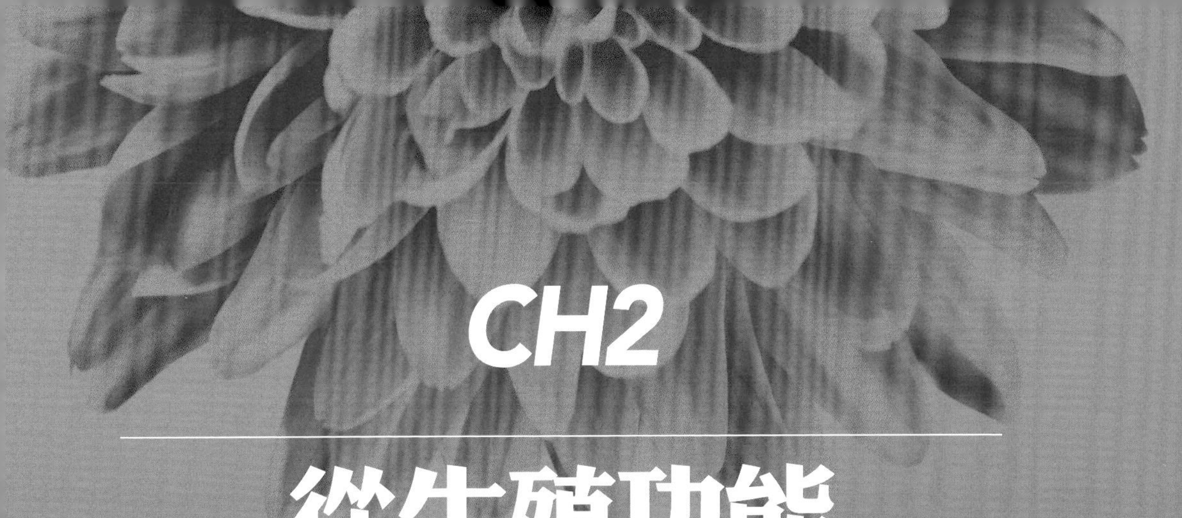

CH2

從生殖功能到情趣功能

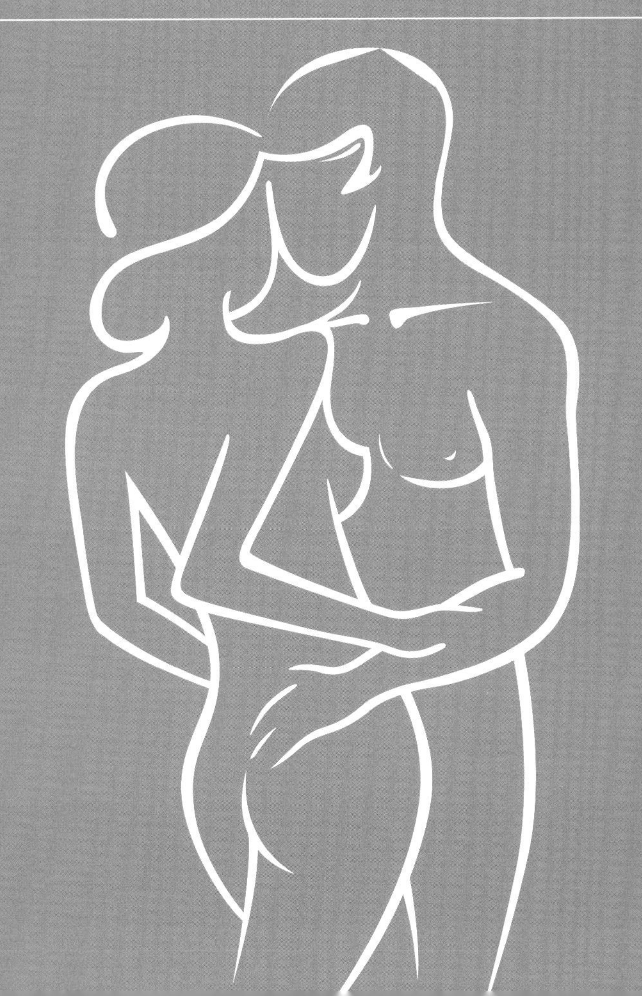

21世紀，當女陰過去隱晦的意象已被解構，女陰的功能便值得被重新定義。

自古以來，她被賦予強大的母性形象，來自於她的生殖功能，凡人皆為母所生；繼之，藝術將女陰的意象移轉到人類繁衍與性愛兩端之間遊走，但女陰之於性愛的功能，在父權時代，其地位仍是等而下之。

今日，女權意識高漲，女性勇於爭取性自主、追求性高潮，尤其在少子化年代，女陰的生殖功能弱化，情趣功能翻身成為主角，於是，基於衛生、基於健康、基於性愛樂趣，人們無不更多的關注有關女陰的種種，使能全面地理解她。

女性外陰的生理構造

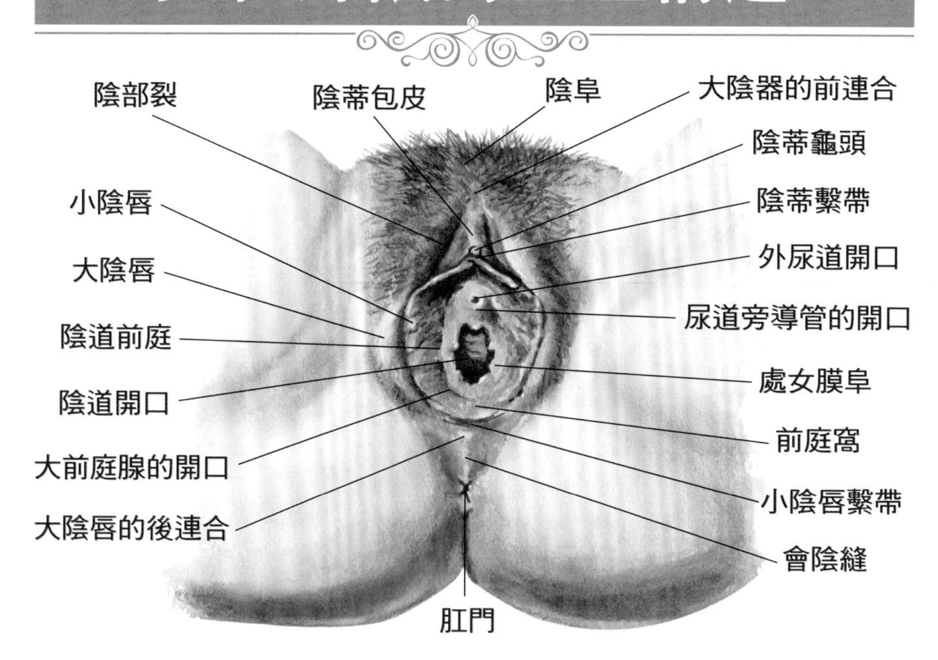

女性外陰部在胯下恥骨與臀部之間，結構包括陰阜、大陰唇、小陰唇、陰蒂、前庭球、陰道前庭、尿道、陰道口、處女膜、前庭大腺、陰毛及其皮脂腺。

女陰的主要功能包括排尿、性行為、月經、分娩等，並為通向女性內生殖系統的入口，藉由陰道口連接陰道及子宮，並由大陰唇和小陰唇的皺褶為陰道口提供雙重保護。

女陰的結構由骨盆底肌肉與泌尿生殖三角的其他肌肉組成，血液供應來自三條陰部動脈，由內陰部靜脈排出，並由淋巴管將淋巴從外陰部帶到腹股溝淋巴結；外陰的神經由陰部神經、會陰神經、髂腹股溝神經及其分支構成；外陰的血液和神經結構是性喚起的發動者與參與者，並參與輔助生育的過程。

女陰的形狀、大小、顏色等特徵因人而異，且變化相當大，但只要功能健全都屬正常，左右不對稱也是常見現象。

陰阜是陰部前端隆起且柔軟的脂肪組織，覆蓋著恥骨。不管男性、女性，陰阜皆能在性交相互撞擊的過程中起到緩衝的保護作用，且這個功能在女性身上更較男性為明顯。

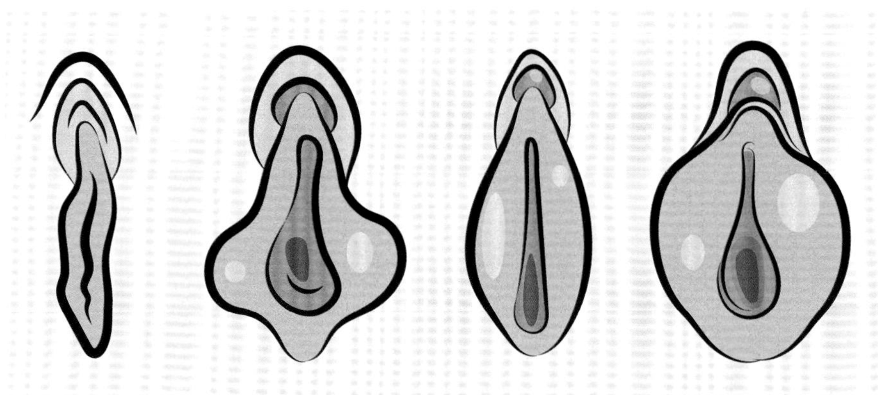

女陰的形狀、大小、顏色等特徵因人而異，但只要功能健全都屬正常。

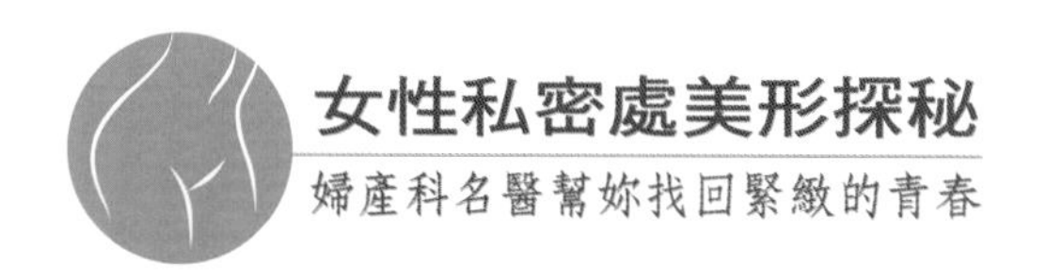

陰阜前方的大陰唇、陰裂和肛門之間（會陰前部），構成泌尿生殖三角區。陰阜下方為陰裂，大陰唇是陰裂口一對明顯可見的皮肌隆起，起自陰阜，止於會陰，青春期過後，原本位於陰裂內的陰蒂包皮和小陰唇可能會變得較為明顯，甚至顯露出來，陰阜與陰唇通常會被陰毛覆蓋，陰毛在下腹部呈倒三角形生長（也可能有其他形狀，後文詳述），並沿著大陰唇向後延伸。

陰唇分為大陰唇和小陰唇，覆蓋住外陰前庭，兩者之間的凹槽稱為陰唇間溝或陰唇間皺褶。大陰唇是由陰裂分開位於女陰兩側的皺褶，負有保護女陰其他結構的功能，覆蓋住部分或整個女陰，其外側顏色可能較接近身體其他部位，內側則更深、更淺，或可能有各種不同情況。

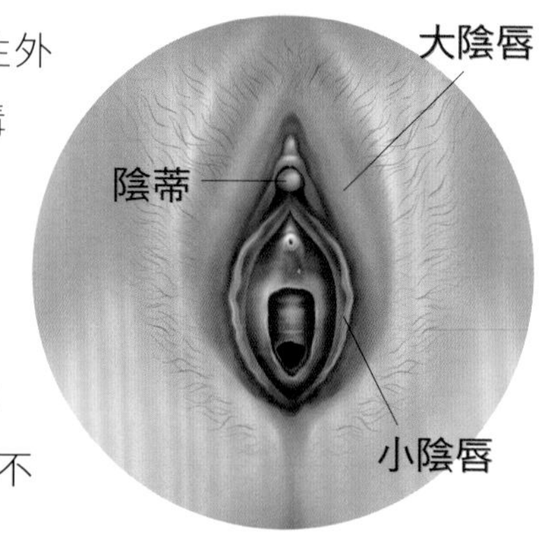

小陰唇是位於陰道口外側、大陰唇內側的兩個柔軟皺褶，顏色較大陰唇深，通常是粉紅色或棕黑色，並與人的膚色有關。小陰唇所擁有的皮脂腺相對較多，兩個小陰唇的下端在小陰唇繫帶處相遇，小陰唇繫帶是一個折疊的限制性組織。小陰唇上端在陰阜前會合，形成陰蒂包皮。

陰蒂就位在女陰前端兩片小陰唇會合之處，可看見的部分是陰蒂頭，一般類似於豌豆大小，長度約從0.25～0.6公分不等，勃起時尺寸也因人而異。女性的陰蒂頭與男性的陰莖龜頭為同源器官，在性高潮時可以勃起，雖然男性陰莖龜頭要比陰蒂頭大得多，但兩者的神經末稍數量相同，是十分敏感的器官。

陰蒂目前已知的唯一功能是提供性快感，由於陰蒂是相當敏感的器

官，只要接受到刺激就可以使女性達到性高潮，這遠比在性交過程中藉由男性陰莖的抽送而讓女性達到性高潮容易得多。一般來說，與自慰相較，女性較不容易在性交過程中達到高潮，其原因正是因為陰蒂不能在性交過程中受到直接刺激，自慰或指交（以手指挑逗陰蒂）則因為可直接刺激陰蒂，反而較容易獲得性高潮。

陰蒂包皮是保護性的折疊皮膚，其形狀和大小因人而異，可部分或全部覆蓋住陰蒂，陰蒂包皮等同於男性陰莖包皮，可能完全或部分隱藏在陰裂內。

兩片小陰唇之間、陰道口和尿道所在的區域稱為陰道前庭，前庭與肛門之間是會陰。尿道與尿道口介於恥骨聯合下緣、陰蒂下方與陰道口上方，為一不規則的圓形小孔，尿液由此排出，其後壁有一對腺體，稱為尿道旁腺，開口於尿道後壁，常為細菌潛伏之處。

陰道口位於女陰與前庭的底部，陰道由於平時處於塌陷樣態，所以開口處通常也呈現閉合狀。

陰道口兩側有兩個較大的前庭腺體，稱為前庭大腺，這些腺體主要

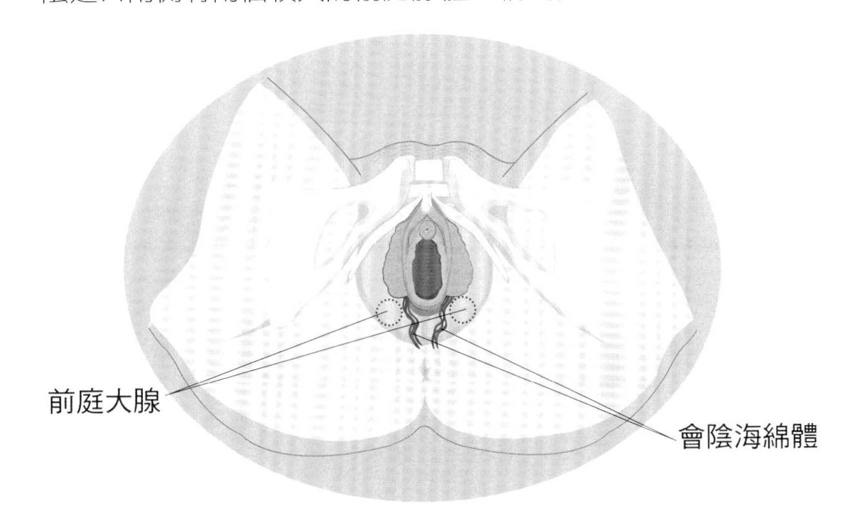

是分泌用來做為潤滑陰道和外陰的粘液，與男性的尿道球腺為同源器官。在陰道前壁上較小的前庭腺體稱為斯基恩氏腺，與男性的前列腺屬同源，也被稱為女性前列腺。

骨盆底肌支撐了外陰的結構，陰道口的收縮功能是由恥骨尾骨肌和一部分的肛提肌負責，且主要是由球海綿體肌負責。在性高潮時，前庭球會收縮，而球海綿體肌在此收縮過程中扮演著關鍵角色。

泌尿生殖三角的其他肌肉，包括橫向會陰肌、球海綿體肌和坐骨海綿體肌等，共同支撐外陰區域。

●外陰是高度血管化的組織

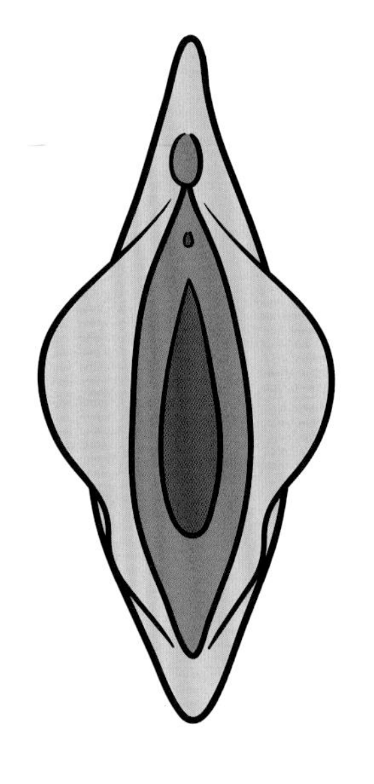

外陰由三條陰部動脈供應血液，並通過外部和內部陰部靜脈回流，外陰器官和組織的淋巴通過位於血管附近的淺表腹股溝淋巴結排出。

髂腹股溝神經起源於第一腰神經，並延伸出包括前唇神經在內的分支，連接陰阜和大陰唇的皮膚。會陰神經是陰部神經的末端分支之一，透過後唇神經分支與陰唇連結。陰蒂背神經是陰部神經分支，用以傳遞陰蒂所感應到的刺激，陰蒂頭還有大量的微小神經，其數量隨著位置越接近尿道而減少。

來自子宮陰道神經叢的海綿狀神經連接陰蒂的勃起組織，陰蒂透過背神經連接恥骨下方，陰部神經通過較小的坐骨神經孔進入骨盆，並從內側延伸到陰部內動脈，許多較小的神經從陰部神經分離出來。會陰神經的深支連結會陰肌，其分支也會支配前庭球。

●性高潮之前陰蒂會充血並變得特別挺立

陰蒂和小陰唇都是外陰的性敏感區域，性刺激反應可能涉及到陰蒂、陰道和會陰等區域，其中又以陰蒂最為敏感，按摩或刺激陰蒂可使受刺激者充分進入性興奮狀態，並使其達到性高潮。

性興奮會使外陰出現一些生理變化，陰道在興奮期會變得更加潤滑，小動脈會擴張、小靜脈會收縮，使外陰組織高度充血，並使陰蒂和小陰唇變大，陰道內血管充血會使陰道腫脹，陰道口會較平時縮小約30%。

在性高潮之前，陰蒂會充血並變得特別挺立，陰蒂頭朝向恥骨移動，使得陰蒂頭像是縮回到陰蒂包皮內。小陰唇的厚度會明顯增加，有時會發生很大的顏色變化。未曾生育過的女性，小陰唇可能是粉紅色或紅色；生產過的女性小陰唇可能會變成紅色或深紅色。

女性性高潮的持續時間比男性長很多，平均約20秒，此期間與陰道、子宮和肛門相關的骨盆區域，包括陰道外側的三分之一、子宮及肛

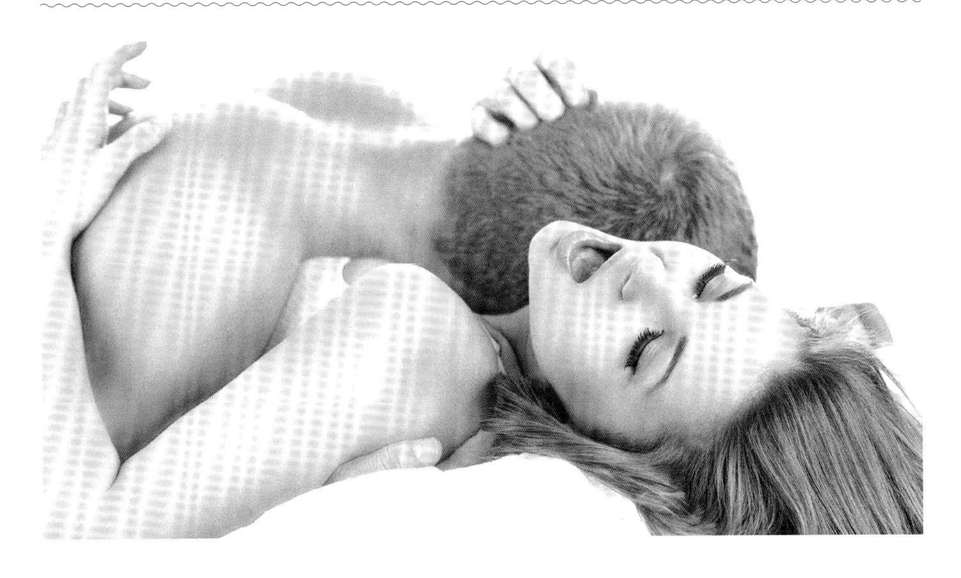

門會出現一系列的肌肉收縮，而高潮中的收縮次數取決於高潮的強度。

高潮可能會伴隨著女性射液（即「潮吹」，這並非常見現象），使來自斯基恩氏腺或膀胱的液體排出。性興奮或高潮結束後，收縮的強烈會趨緩，且間隔時間越來越長，匯集的血液也會開始消散。

如果性交期間沒有發生性高潮，則血液消散的速度會比較慢，陰道和陰道口會恢復成放鬆狀態，外陰其餘部分的大小、顏色和位置也會恢復成平常的狀態。

●外陰結構在青春期出現明顯變化

青春期後的兩三年內外陰會產生許多的生理變化，結構在比例上會變大，外觀變得更加明顯，陰毛初現，首先會從大陰唇上長出，接著延伸到陰阜，有時也會長到大腿內側和會陰處。

陰毛比其他體毛粗得多，被認為是重要的第二性徵，過早的陰毛初現可能是代謝性內分泌紊亂所造成，有時是因多發性內分泌腺疾病的影響，甚至可能是在胚胎時期就發生的現象，其特徵包括雄激素、胰島素和脂質濃度升高。

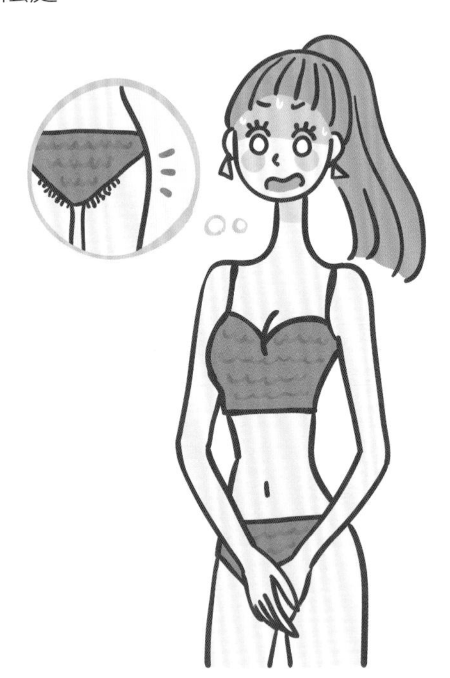

大汗腺分泌的汗液會進入陰毛毛囊，皮膚上的細菌分解汗液中的有機成分會產生氣味，有些人認為陰部的氣味是一種具有性吸引力的訊號，當然，這種喜好因人而異，毋需過度區別，但須警惕的是，如果陰部出現如

同魚腥般的難聞氣味，有可能是受到細菌感染了，需就醫診治。

另外，青春期時小陰唇可能變得更加突出，顏色也會發生變化；青春期前，女孩的外陰皮膚質地薄而細嫩，pH值較為中性，使其容易受到刺激，但在青春期後，因體內雌二醇開始產生的緣故，外陰皮膚漸漸出現角質化，且厚度增加，更有保護力，使感染的機率降低。雌激素還會誘使脂肪產生，這些脂肪有助外陰趨於成熟，同時使得陰阜、大陰唇和小陰唇增大。

隨著青春期到來的第一次月經稱為初潮，這標誌著女孩從此成為女人，表示開始有生育能力了。

●更年期後雌激素分泌減少使陰道萎縮

從初經開始，女性體內的荷爾蒙分泌會逐漸增加，至性成熟期（20～40歲）達到巔峰，這段期間是卵巢機能最活躍、最穩定的時期，40歲以後分泌量會逐漸減少，至更年期後完全停止分泌。

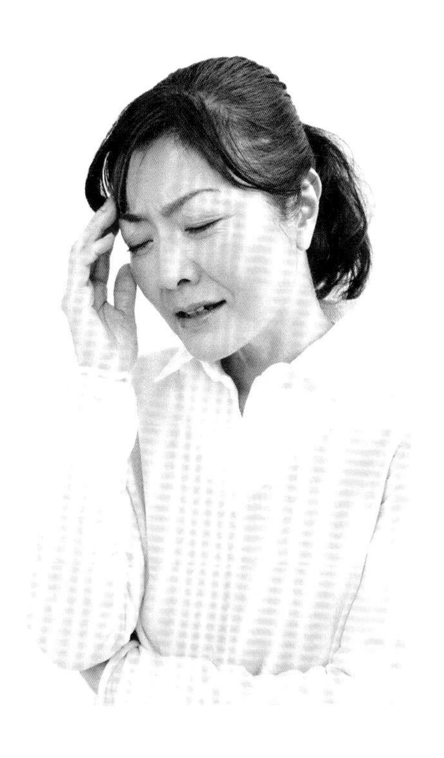

荷爾蒙伴隨女人的一生，從青春期開始，雌激素、雄激素就像樂音悠揚的小提琴和感情豐富的鋼琴協奏曲，跌宕起伏，譜出女人多情善感的樂章。

從初經開始，雌激素使女性乳房開始突出豐滿、臀部開始堆積脂肪，使得身材凹凸有致，皮膚變得細緻滑嫩、聲線也出現上揚尖細的轉變，雄激素則促使女體長出濃黑的體毛，並開始刺激大腦的情慾中樞，使女人產生情慾，開始想要親近男人，外顯在肢體上便出現婀娜多姿、韻味十足的體態。如果女性體內單單只有雌激素而缺乏雄激素，她便會缺乏性慾，如冰山美人，喪失媚力。

女性體內的雌激素濃度在更年期時驟降，導致了諸如陰道乾燥、萎縮等變化，最普遍的陰部外觀變化包括：脂肪組織減少（皮膚厚度減少）、大小陰唇變薄、陰毛變稀疏、陰道口變窄、外陰皮膚變乾等，這類情況醫學上統稱為「停經期泌尿生殖綜合症（GSM）」。

另外，雌激素分泌減少也會使陰道上皮組織萎縮、變薄、皺褶變平、黏膜萎縮、陰部腺體分泌減少，最明顯的症狀是外陰部搔癢、白帶、陰道有灼熱感及出血等。更年期女性陰道內的皺褶減少，陰道黏膜組織變得平薄且萎縮，陰道壁表皮細胞因分泌物減少、陰道酸鹼值提高（正常值約3.6，停經後會上升至5～6），抵禦細菌的能力下降，使陰道變得乾澀且容易感染和發炎，嚴重時會導致性交疼痛、性慾低落等。

快問快答

問：什麼是白帶？

答：女性陰道的分泌物統稱「白帶」，是由女性生殖器官各部位分泌出來的黏液及滲出物混合而成，使陰道能維持濕潤狀態。

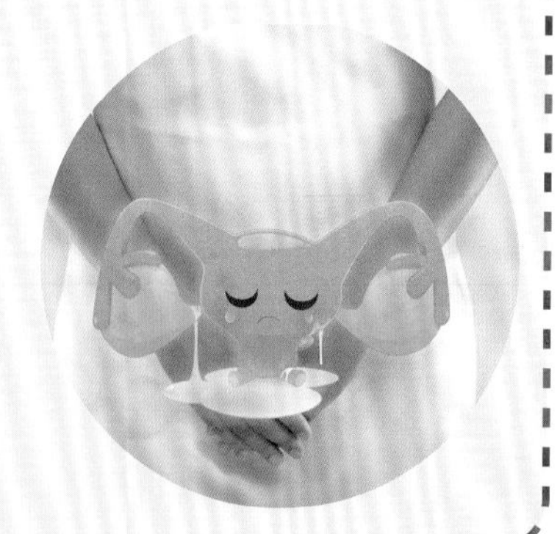

陰蒂是上帝給女人獨有的恩賜

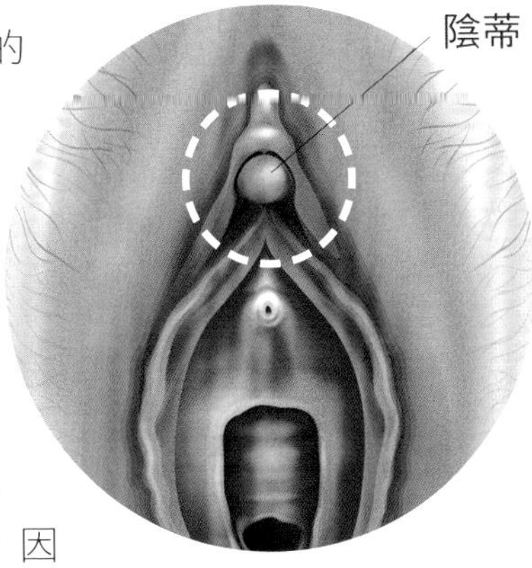

陰蒂

上帝給人類女性兩件其他動物沒有的獨特大禮，一件是陰蒂，另一件是可以和男人面對面做愛。

先說陰蒂。因為有陰蒂，女人可以手淫自慰，不分季節、不分時間，可以隨時享受性高潮，其他動物除了因為生殖目的，有陰道快感可以享受高潮之外，沒有陰蒂，也不能手淫自慰，因此雌性動物的陰部除了生殖，並沒有娛樂及情趣功能！試問，妳曾見過非洲野生動物集體坐著舔自己的陰部自慰嗎？當然沒有，讓女人能擁有陰蒂，真的要感謝上帝，讚美上帝！

除了賜給女人陰蒂，上帝造物時還給人類一項獨特定義：唯一會手淫、隨時可自慰的動物。再問，你曾看過非洲草原有一群猩猩在陽光下集體手淫嗎？沒有！所以男人能夠抓住陰莖手淫，也是上帝給男性人類的恩賜。

上帝給予人類智慧，又怕人類太無聊，所以在生殖功能之外，多給了人類自娛的功能和工具。但不知道是否有人曾教猩猩、猴子自慰手淫？或是上帝故意讓牠們學不會，不然動物園裡將天天上演猴子集體手淫，而不是閒來沒事成天爬上爬下打群架的畫面了。阿門！

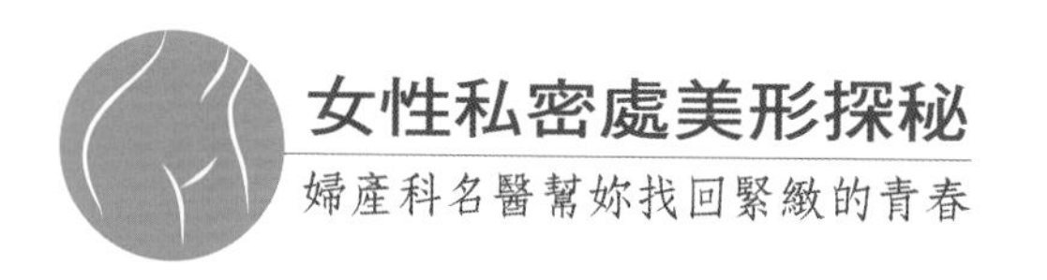

再來説面對面做愛這件事。因為能面對面，男人可以看到女人臉上的表情，在性交的同時會想要讓伴侶快樂，所以會吻她、愛撫她，也因此女人的身體出現了很多性感帶讓男人可以愛撫，尤其在面對面做愛時，女人會情不自禁地撫摸陰蒂來增加快感，男人也可以用手撫弄女人的陰蒂，協助她更快到達高潮！

●陰蒂之於自慰的性功能

《金賽性學報告》指出，「大多數女性為了獲得她們本該獲得的、直接的、即時的滿足而自慰；作為一種方法，這可以解除她們在產生性喚起，但社會習俗又阻止她們從事人際性接觸時所產生的生理焦躁。」

動物中只有人類會利用陰蒂手淫，其他動物如猴子，即使可以用手接觸到陰部，也不會手淫自慰；其次是面對面性交，其他動物即使可以面對面，也只能從背後性交。可以從背後性交及獨有賜給人類女性陰蒂這兩件事，真的要感謝上帝！

現代單身女性日益增多，不想孤枕難眠、長夜漫漫，建議女性不妨善用自慰，讓快樂隨時到手，還不假手他人。

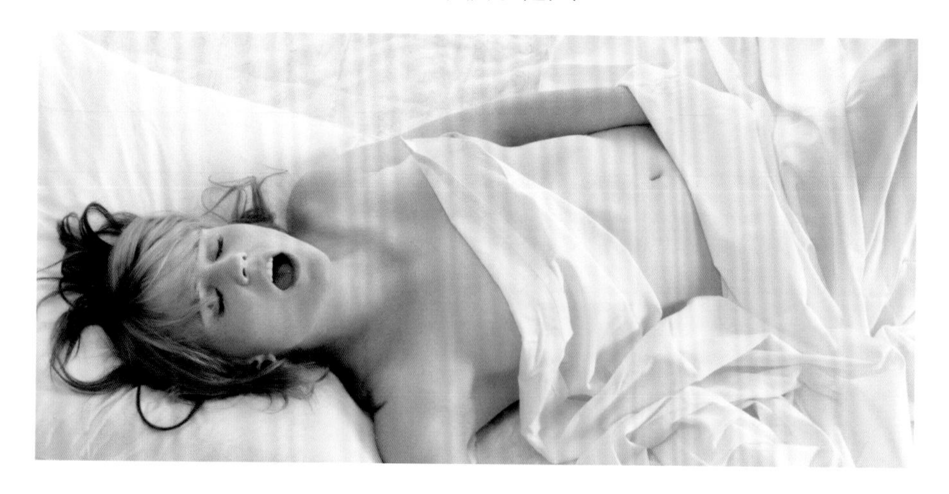

陰蒂可以讓女人不必依賴男人自主達到性高潮！

上帝賜給女人兩個可以享受性高潮的部位，一個是陰蒂，一個是陰道G點，但是只有陰蒂可以讓女人不必依賴男人，藉由自慰達到性高潮！除此之外，自慰的好處還多不勝數，例如：

1.不牽扯與他人之間的感情。
2.可紓解壓力和緊張，有助身心健康。
3.自己即可進行，不必假手他人。
4.屬於自己的秘密。
5.只要地點方便隨時都可以進行。
6.不用擔心被傳染性病。
7.不必花錢，既經濟又能獲得最高境界的享受。
8.不必擔心懷孕。

●陰蒂就如同性慾感知的中央車站

陰蒂和陰莖是分布最多神經末梢的外生殖器官，屬於陰蒂外顯部位的陰蒂頭就位在生殖器的最頂端，離陰道還有一段距離。

陰蒂就如同性慾感知的中央車站，雖然平均大小只有陰莖的八分之一，但末梢神經的分布數量幾乎是陰莖的兩倍，而不同人的陰蒂尺寸差異極大，從幾乎看不見的豆粒，到小黃瓜的大小，或是在兩者之間都有可能，不管長成怎樣，全都正常又美麗。

陰蒂包皮覆蓋在陰蒂頭之上，和覆蓋陰莖頂部的包皮是同源組織。而男性陰莖繫帶（接近龜頭的Y點，即包皮連接陰莖體的位置）的同源組織則是女性的陰唇繫帶，這種呈現弧度的組織位在陰道下緣，是人體中極為敏感但功能卻被多所低估的珍貴資產。

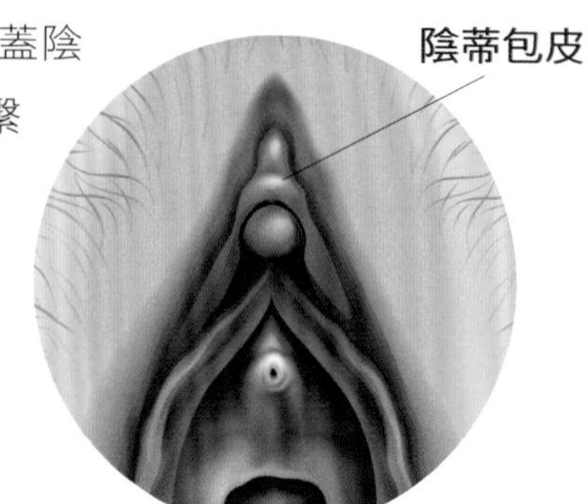

●來認識陰蒂吧！

如果妳從來沒有「面對面」見過自己的陰蒂，現在就是最佳時機；就算妳和陰蒂已是舊識，也不妨趁著這次機會重新認識彼此。

用眼或是動手都能輕易找到這個部位，因此在讀完以下兩個段落後，請放下書本親自嘗試這兩種方法。

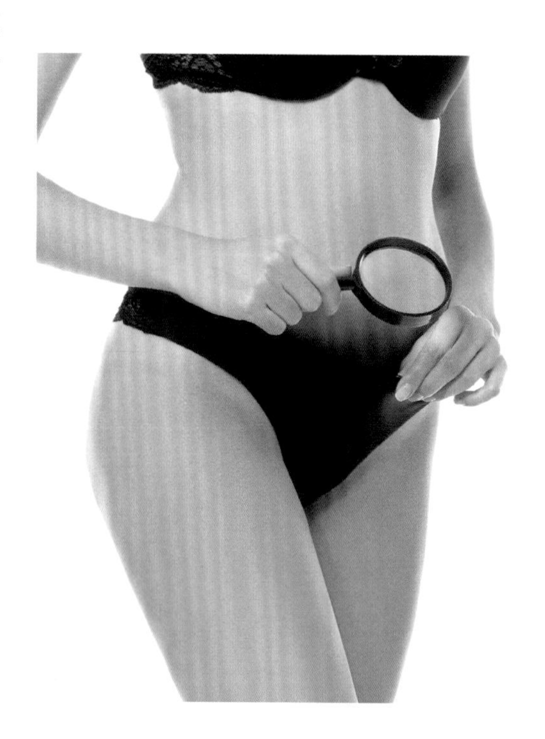

用眼觀察時，先準備好鏡子，接著打開陰唇（外陰部柔軟、長有體毛的大陰唇），再仔細觀察這個部位，就會看見外陰部頂端有個小突起。

或者妳也可以用手指幫忙，首先將中指放在大陰唇分開的隙縫，接著輕輕向下壓，前後擺動手指，再將指尖緩慢地沿著陰唇之間往下移，直到感受到皮膚下有個彈性十足的小圈狀物。用另一隻手將陰阜往上拉，也許會有助繃緊周圍的皮膚；潤滑手指可能也有幫助，例如用唾液、市售潤滑劑、不含過敏原的護手霜，甚至一點橄欖油也行。

我之所以請妳仔細觀察自己的陰蒂，是因為某個特別的原因：

一天晚上課程結束後，一位學生告訴我，她和母親視訊時談到這學期選修的課程，當然也包括我的課「女性性慾」。學生告訴母親，我的課程投影片含有女性外陰部的真實圖片，並且搭配一些圖表及插圖，結果母親竟然告訴她令人震驚不已的事，學生的母親說：「我不知道陰蒂在哪裡！」

這名母親現年54歲。之後我的學生把課程投影片用電子郵件寄給她母親。

這則故事就是為何本書第一章是關於解剖學的原因，也因為如此，我想印製一款T恤，印上外陰部和標示出陰蒂位置的箭頭，最後再加上文字：就是這裡；我也因此有股衝動想站在街角，發送解說如何找到陰蒂的小冊子；我還希望可以在網路上瘋傳一名女性指著陰蒂的GIF動畫；我甚至想在時代廣場租一塊廣告看板，我真的希望每個人都知道陰蒂在哪裡！甚至，這件事讓我希望每個讀到這段文字的女性都立刻停止閱讀，直接看看自己的陰蒂。

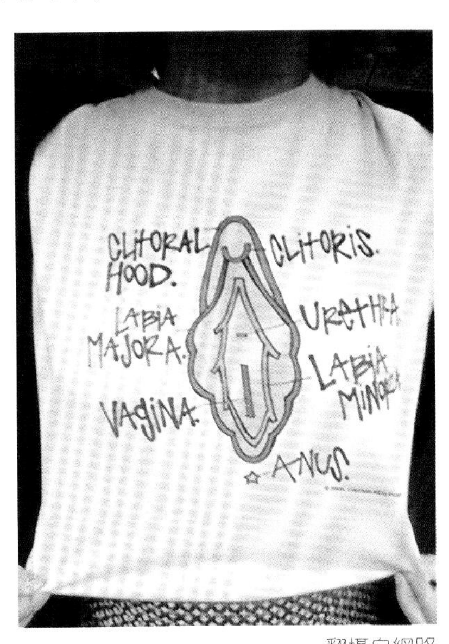

翻攝自網路

了解陰蒂的位置非常重要，而了解自己的陰蒂位於何處更是一種權利。為了紀念這位學生和她勇敢又可愛的母親，現在就拿起鏡子，觀察自己的陰蒂吧！

當我剛開始接受性教育學者訓練，第一次看見自己的陰蒂時，我真的哭了出來。當時我18歲，處於一段很糟糕的關係，而且迫切想要尋求答案，而我的指導老師說：「今天晚上回家之後，拿一面鏡子，然後找找看妳的陰蒂在哪兒？」我照做後震驚地淚流滿面，因為這一點也不噁心或奇怪，這就是我身體的一部分，屬於我的一部分。

這一刻為我之後十年的探索和再次探索奠定基礎，在認識自我性慾的過程中，最佳的知識泉源就是我自己的身體。

所以，去看看妳的陰蒂吧，如果妳的手還停留在附近，不妨順道觀察外陰部的其他部分。

（以上文字摘錄自《性愛好科學：掙脫迷思、用自己的方式高潮》，艾蜜莉．納高斯基著，行人出版）

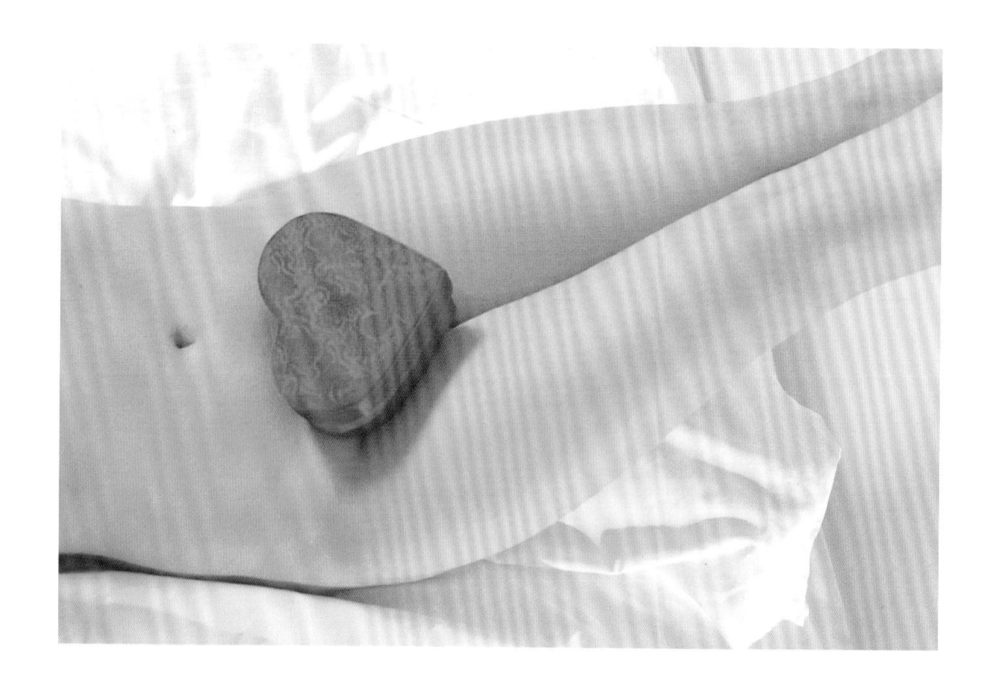

●女人的陰部像人臉一樣各有不同，是可以辨別的

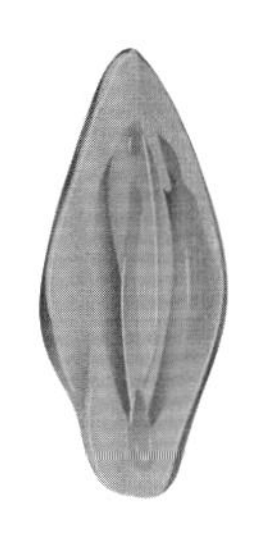
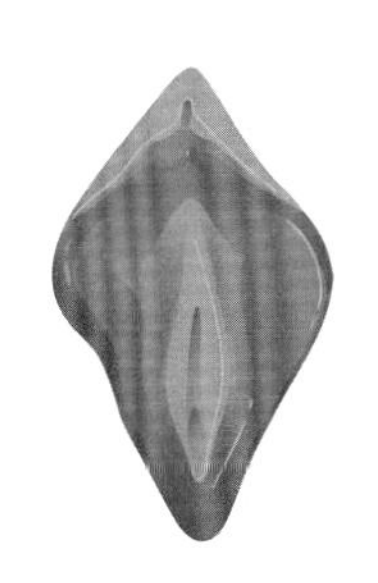
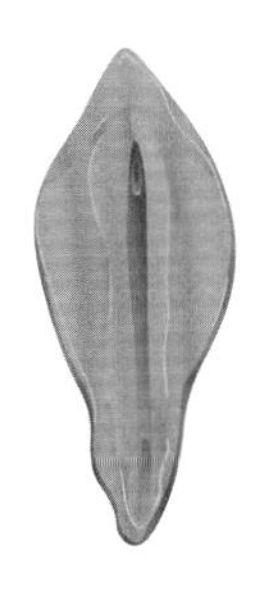
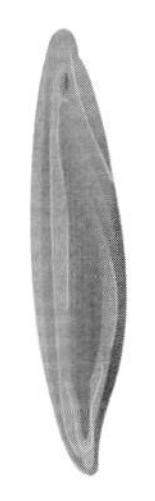

有這麼一個說法：陰部是女人的第二張臉，女人的陰部分別有陰毛、陰蒂、大陰唇、小陰唇、尿道口、陰道口、會陰和肛門，組成起來一如人臉的長相有各種不同的面貌，乍看雖是一個樣子，但仔細端詳卻人人都不同。

就陰毛而言，陰毛有茂密稀疏之分，有長短及捲曲程度之別，有黝黑和淡茶色，分佈範圍可覆蓋住大陰唇、會陰及肛門周圍，往上延伸可到肚臍眼，兩邊擴展可到腹股溝。

大陰唇則有的兩片豐厚突出而飽滿，有的乾癟扁平；陰蒂有小小如紅豆隱藏在包皮內，有人碩大突出如小陰莖；小陰唇的變化最明顯，有的大如蝶翼，重疊覆蓋住陰道口，每逢排尿和做愛時必須用手指特地把她們往兩側撥開，有人的小陰唇薄薄兩片，兩腿張開，陰道口和尿道口全暴露；至於陰唇的顏色，從深黑褐色、淺咖啡色，到淡淡的粉紅色都有；也常見到兩片陰唇大小不對稱的情況。

會陰也有長短之分，短的人陰道開口比較接近肛門，這種情況男人的陰莖可以插入越深，不會被兩旁的大腿擋到，性交時可以輕易且順利的全根沒入，男人會多一種暢快感，女人也會覺得更刺激。

陰部的廣義範圍指兩側腹股溝往內，上從恥骨聯合，下至肛門周圍，皮膚的顏色有全然潔白粉紅色的，也有因為荷爾蒙作用使色素沈澱而呈現黑褐色的。

綜合以上敘述，可知女人的陰部一如臉部，其實是人人各異，只是因為看得不夠多，沒有詳細比較，所以乍看相似罷了！

●好好認識妳的私密處

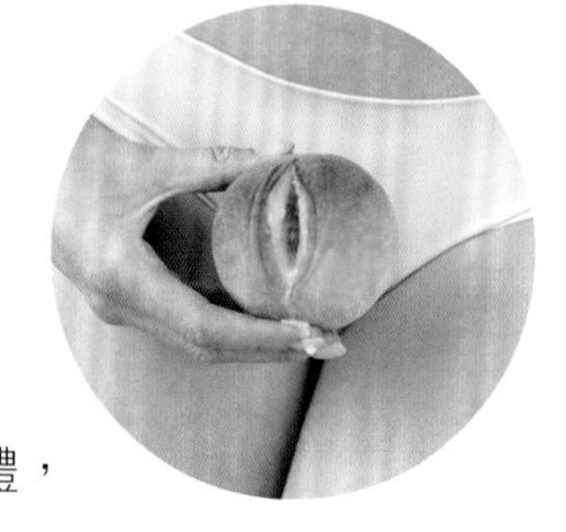

妳看過自己的陰部嗎？妳對女性陰部構造的了解是來自書本、網路知識，還是自我探索？要知道，想嘗試美好的性愛，不能對這些知識只是懵懵懂懂，妳必須深刻了解自己的身體，才能知道愉悅的感覺來自哪裡？也才知道要怎麼去創造？

如果妳還不是那麼清楚，那就不妨拿起一面小鏡子，或是拿起手機來個自拍，跟妳的私密處來個親近的面對面吧！

快問快答

問：誰是看過女性陰部數量最多的人？

答：正常情況第一名當然是婦產科醫師，第二名有可能是常常看A片的男人，不過看了再多A片，應該還是趕不上台灣看健保的婦產科醫師吧？10～15分鐘就要看一位！

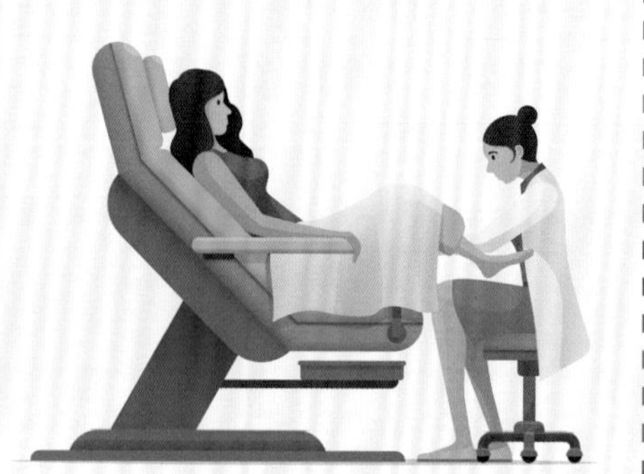

陰毛會傳達強烈的性暗示

看到女人的陰毛必然激起男人的性慾，這是動物本性，同樣的，女人看到男人的陰毛也會臉紅心跳，因為陰毛是人類的第二性徵，所以看到陰毛會讓人春心蕩漾是人類的天性，也是獸性。所以妳問，「男人喜歡女人的陰毛嗎？」我的答案是「當然喜歡」；如果再問，「陰毛可以讓女人顯得更加性感嗎？」男人也會說「是的」，因為陰毛會傳達強烈的性暗示，所以為什麼有些國家的性管制尺度是禁露三點，這三點分別是兩個乳頭再加上陰部，這些身體部位的顏色都受到荷爾蒙的影響，使得皮膚的色澤較深黑，也較醒目。

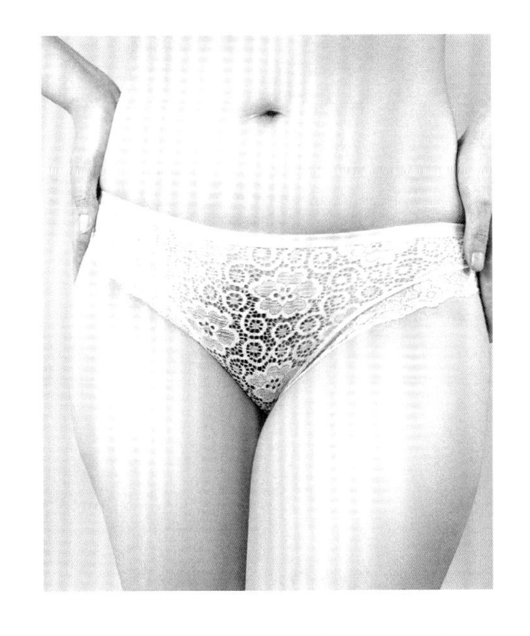

●男人不但喜歡女人的陰毛，而且喜歡陰毛多一點！

民間有個說法，男人嫖妓如果遇到「白虎」會走霉運，妓女被「青龍」嫖到會倒霉。「青龍」指男人陰部無毛，女人陰部無毛則稱「白虎」，會倒霉的風俗不盡可信，不妨一笑置之，但這種說法普遍反映出不論男女，對於異性私密處的體毛都相當重視。

以往限制級電影會在「三點」處打上馬賽克，近年來尺度逐漸開放，可露出兩個乳頭，影片中「上空」已是司空見慣，男人看到這些畫面大都已經無法勾起情色慾望了。現在各種影片若有裸露鏡頭，通常也只會遮住第三點，而這更加強了陰毛的吸引力，此後，男人看裸女的照片總是把眼光放在私密處，當看到令人驚艷的陰毛就興奮萬分，尤其看A片時如果女主角的陰毛又長又濃又黑，臉蛋也長得不差，男人就會把這部影片視為精品並四處傳送分享，如果片中女演員的陰毛被剃光了，除非是個絕世美女，否則看這種片子只會覺得乏味，甚至僅4分鐘的短片也不會想要把它看完。

令人納悶的是，如果女人把陰毛都剃光了，將來電影的馬賽克要打在哪裡？因為既然連第三點都已經沒有看頭了，那還有什麼需要再遮掩？

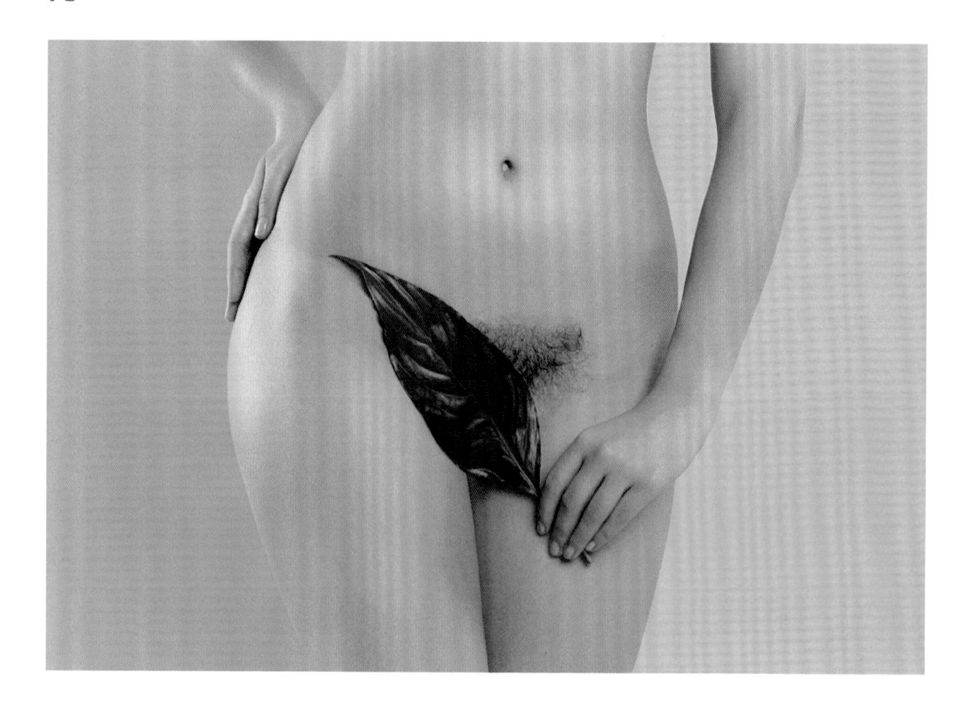

女性陰毛茂密稀疏與性慾的關係

陰毛又稱恥毛，是性成熟的象徵，與青春期前無陰毛的狀態相較，有陰毛的性成熟女性較易令人有性衝動。

陰毛的有無、疏密主要取決於兩個因素：一是體內腎上腺皮質所產生的雌雄激素濃度；二是陰部毛囊對雌雄激素的敏感程度。如果女性在陰毛發育期由於某種原因使腎上腺皮質產生的性激素分泌不足，或陰部毛囊對性激素不敏感，就會造成陰毛稀疏或不長陰毛。

至於陰毛多寡與性慾及性能力有否相關？答案是否定的。性慾及性

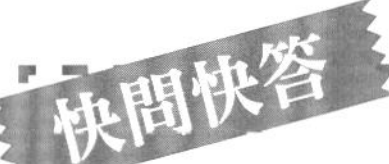

問：陰毛為什麼是捲曲的？

答：捲曲的陰毛猶如一個個彈簧，能抵消來自外界的撞擊力，特別是在性交過程中；其次，捲曲的陰毛在性交時不會被帶入陰道內。多數人的陰毛是捲曲的，約佔82%。

能力受客觀因素影響，如教育、生活環境、心理狀態等，與陰毛多寡無關。那沒有陰毛正常嗎？有些人很晚才長出來或終生都沒有陰毛，但在性方面卻沒有障礙，所以沒長陰毛在生理上不是問題，這些人約佔總人口的2.7%，若因此影響性表現，多數是心理因素造成的。

陰毛稀少或無陰毛的女性如果其他第二性徵，如乳房、體型、聲音變化等的發育皆正常，且月經按時來潮，說明性器官的發育及性功能沒有問題，無需過度擔心，若因此造成心理負擔，可尋求醫美利用植毛方式來改善。

陰毛玩法樂無窮

陰毛的玩法多種多樣，在在都讓男人神魂顛倒，比如洗澡時用泡泡抹在女伴黝黑柔軟的陰毛上，看似黑色漩渦，煞是性感；性愛前讓男人用潤滑液塗抹陰毛，順便來個做愛前的調情兼按摩；高潮後讓男人用梳子梳理陰毛，使烏黑的陰毛如羽毛散開，平貼在白皙的下腹；也可以讓男人用吹風機把妳的陰毛吹得四散飄逸，這等性感和情趣絕對會讓男人頓時傾倒。其他還能怎麼玩，你們就自己去發揮創意吧！

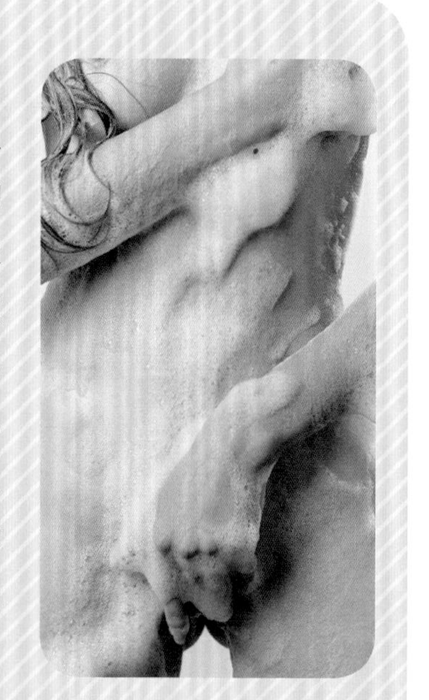

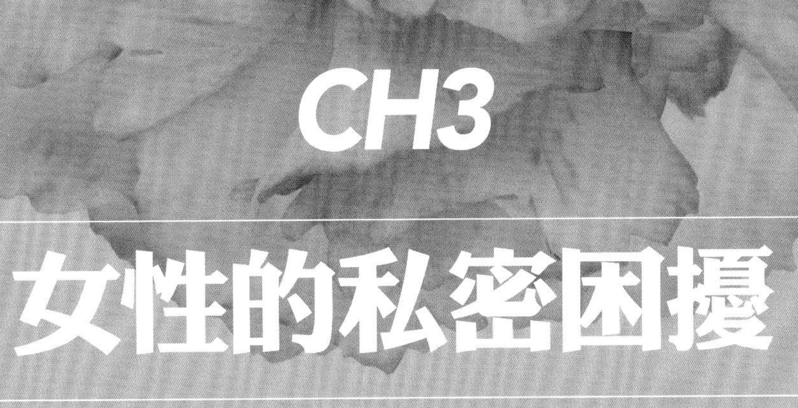

CH3

女性的私密困擾

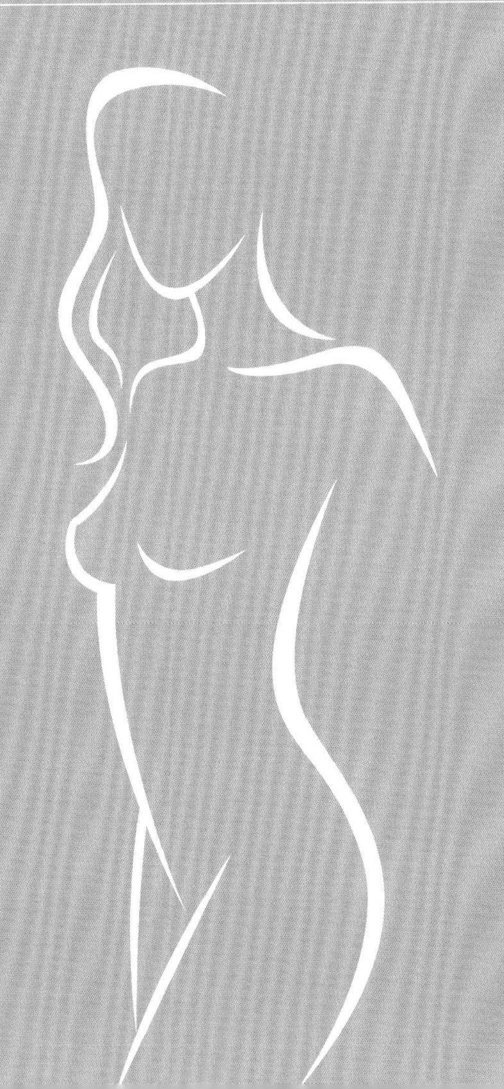

要有美美的陰部，首要的條件是健康，沒有健康，一切免談；其次需要勤做私密處保養，記得，要像保養臉部一樣保養妳的私密處，要讓她始終美美的，因為，上了床，脫下衣裳，私密處就是妳介紹自己的一張名片！

但私密處的問題何其多？不同年齡層、不同季節、不同生理狀態，各有不同的問題，以下總結多年來婦產科行醫最多見的私密處困擾，從問題成因、如何治療、如何預防，一一從頭道來。

不同年齡層的私密困擾

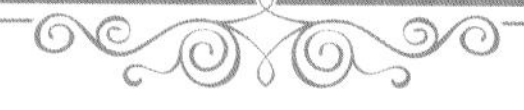

●年輕女性

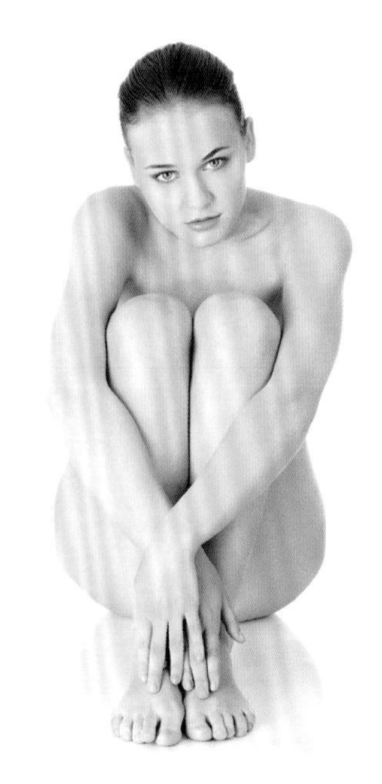

根據一份調查，男性對於女性私密處扣分的原因包括：大小陰唇不對稱、小陰唇過長、小陰唇肥大、顏色黝黑、氣味不佳等，這些正好都是年輕女性對於私密處的困擾。

小陰唇過長不僅影響美觀，穿著貼身衣物時也會因過度摩擦導致顏色變黑、破皮疼痛，甚至會影響運動或走路姿勢；此外，小陰唇過長也不利於陰道分泌物排出，還會使周邊的皺褶和贅肉敏感度減低、殘留尿液使得藏污納垢等，讓私密處反覆感染，甚至產

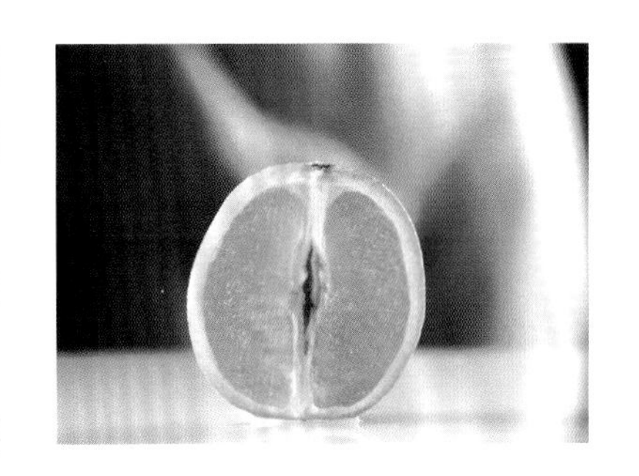

生難聞的氣味；更有年輕女性擔心因為私密處顏色與小陰唇過長，讓伴侶誤認為是性經驗豐富或是交往複雜，其實這些都是生理因素使然，與性交經驗多寡並沒有絕對關係。

要保持私密處美白、健康，需要勤加照顧與呵護，以下提供年輕女孩必須知道的私密處保養攻略：

1.穿著透氣的棉質內褲。

2.使用溫和的私密處清潔液，沐浴後以毛巾擦拭陰部，擦乾後再穿上褲子。

3.避免長時間使用護墊，月經來潮時也必須時常更換衛生棉。

4.上完廁所擦拭陰部須由前往後擦，避免糞便的細菌被帶到陰道，造成感染。

5.平時多喝水、多吃蔓越莓等能使陰道酸鹼值達到平衡的食物。

6.做愛前最好倆人都先洗個澡，做愛前後要喝水、上廁所。

7.避免抽菸、飲酒、熬夜等不良習慣。

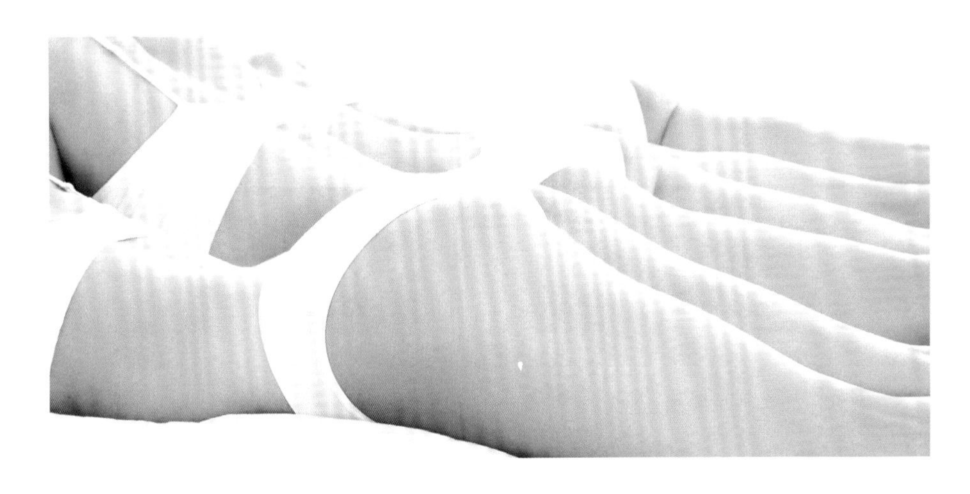

●產後與更年期女性

私密處如同臉部肌膚，會隨著年齡增長而逐漸老化，私密處老化的影響包括搔癢、灼熱感、反覆感染發炎、陰道乾澀、陰道鬆弛、陰道黏膜萎縮，甚至連帶影響到泌尿系統。停經與產後的女性都可能因為陰道組織鬆弛而導致膀胱泌尿系統的支撐力減弱，若有這些情況，一旦腹腔用力，如咳嗽、提重物、大笑，甚至走路時，都可能發生漏尿的窘境，這些困擾會影響包括夫妻間的親密關係、人際交往、個人情緒等，使生活品質遭受嚴重影響。

關於產後與更年期女性陰部的困擾與防治，詳見後文CH4。

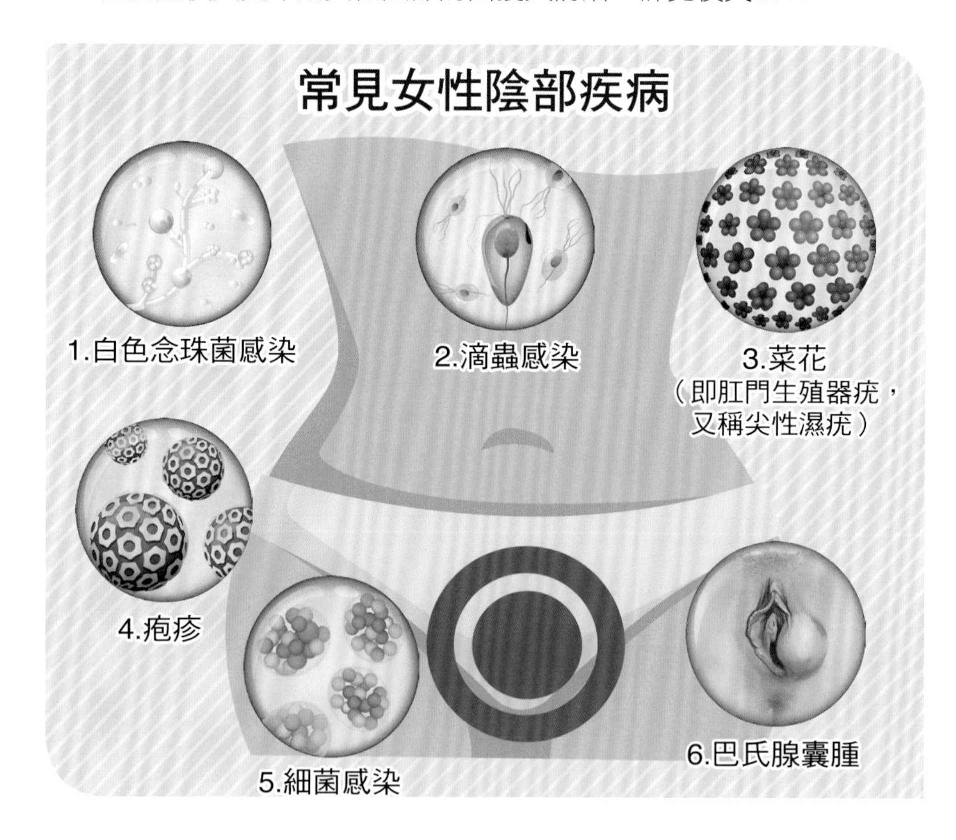

私密處長痘痘？女生不易說出口的「巴氏腺囊腫」

曾有病患私密處長出一顆類似痘痘的圓形硬塊，因坐立難安而到診所就醫，經確診為巴氏腺囊腫。巴氏腺囊腫其實是一種常見的女性外陰炎症，多半發生在20～35歲的女性身上，但因發病較緩慢，且患處較隱蔽，因此常被忽略。

有謠言指稱巴氏腺囊腫是因為不當性行為所致，其實並非如此，如果平常不注重衛生，或過度清潔陰道，就會降低陰道的天然抗菌能力，使得巴氏腺容易受到細菌侵害，嚴重時需要藉由手術切開做引流。

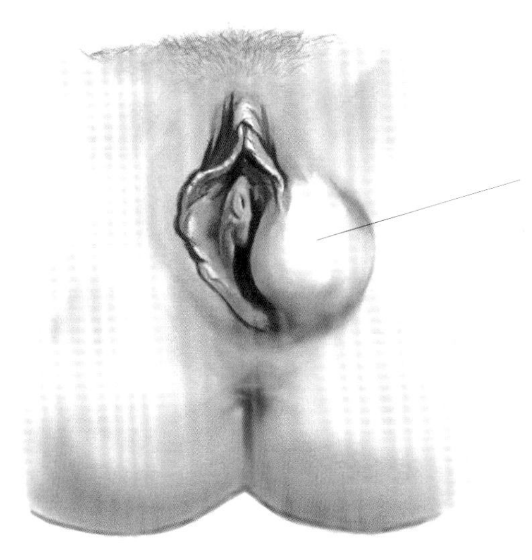

巴氏腺又稱前庭腺，是位於陰道口兩側小陰唇裡非常小的腺體，主要作用是分泌液體潤滑陰道，如果巴氏腺的管道被堵塞，便容易造成巴氏腺囊腫或是膿腫的問題。巴氏腺囊腫大都是單側性感染，囊腫的體積大約如一顆黃豆或花生米般大小，若未好好治療，有可能長到像貢丸那麼大。

也因為巴氏腺囊腫體積很小，患者初期不易立即察覺或有任何不適，但當它逐漸腫大後，陰唇會有無痛或微痛的圓形硬塊凸起，如果是因細菌感染而腫大會有明顯的疼痛，有時甚至連走路或坐下時都會明顯感到不舒服。

●別因害羞而延誤治療

巴氏腺的主要功能是分泌黏液，尤其是跟另一半進行親密行為時，巴氏腺會使分泌物增多，使外陰濕潤，避免因乾澀導致撕裂或疼痛等問

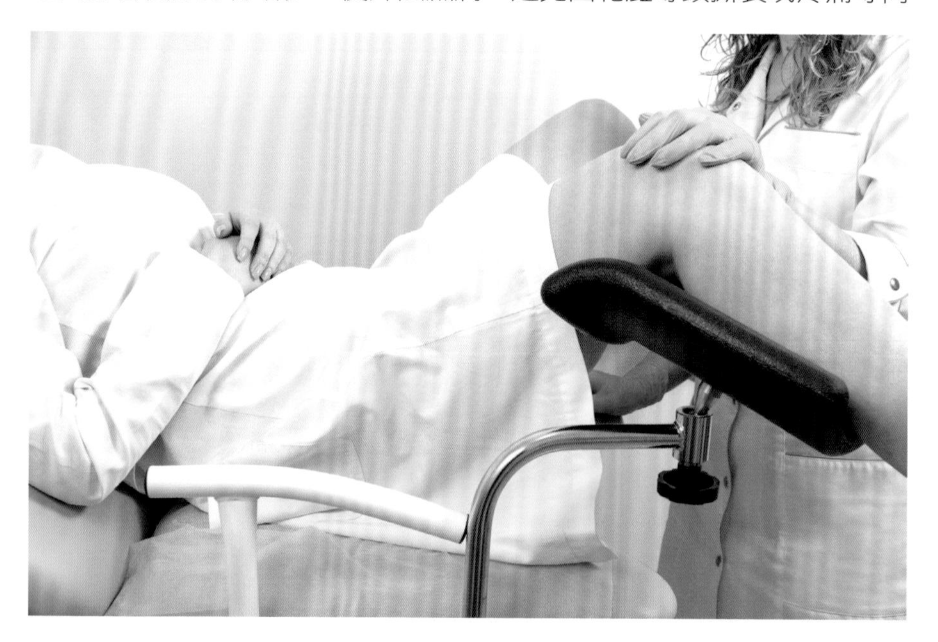

題，讓性事更順暢。但如果巴氏腺導管先天較狹窄，或巴氏腺分泌液過於黏稠等因素導致管道阻塞，就會形成囊腫。

囊腫初期像痘痘一般大小時可先以抗生素治療，若囊腫逐漸變大，還伴有疼痛感，甚至影響行房或日常生活，就需要做手術引流膿包了。

要預防巴氏腺囊腫，記得要隨時保持外陰的乾爽清潔；如發現私密處有像青春痘的硬塊產生，應該注意是否忽略私密處的衛生，如已出現不適症狀，如疼痛、無法正常坐立時，就應盡快就醫，千萬別因害羞而延誤治療，否則可能導致更嚴重的後果。

如何預防巴氏腺囊腫？

1.私密處保持乾爽潔淨。

2.性行為之前要多喝水。

3.性行為前後要排尿。

4.不要過度清潔陰道。

5.衛生用品要避免含太多香料成分，以免引發陰部過敏反應。

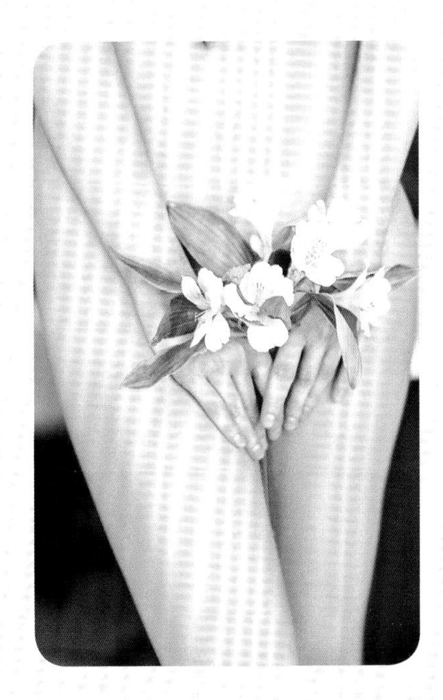

天生生理結構使女性私密處易感染

在健康狀態下，女性陰道內會存在優質的乳酸菌叢，讓私密處維持在pH值3.8～4.2的弱酸性環境，藉此抑制致病菌過度繁殖及預防私密處發生感染。但值得注意的是，由於女性尿道相較男性短，且與陰道口、肛門口位置十分接近，因此在先天泌尿、生殖等生理系統結構的影響下，一旦未妥善照顧私密處的衛生與清潔，就容易導致病菌滋生，使惱人的異味、搔癢、紅腫、熱痛等問題找上門。

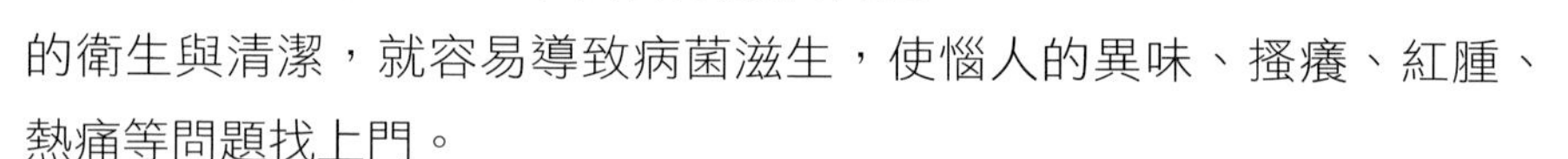

如果發現有下列症狀，就要當心可能是私密處感染：

1.私密處紅腫癢痛。

2.私密處飄散魚腥味、惡臭等異味。

3.內褲有不透明的乳白色、褐色、黃綠色分泌物。

4.私密處出現丘疹、濕疹。

●如何預防私密處感染？

1.穿著：盡量不穿緊身褲，這些衣著會造成私密處不透氣，如果再加上潮濕悶熱的天氣影響，就容易使細菌滋生；最好選擇棉質內褲，且清洗後要注意曝曬至全乾才能收納或再穿。

2.飲食：多喝水，並注意均衡飲食及吃得清淡一點，還要避免過多食用太冰、太甜、辛辣與油炸等刺激性食物。

3.清潔：勿用過熱的水清洗私密處，更不可以灌洗，過多使用清潔用品也不宜。

4.作息：生活作息要規律正常，避免熬夜，養成早睡早起、多運動的好習慣。

5.忌菸、忌酒。

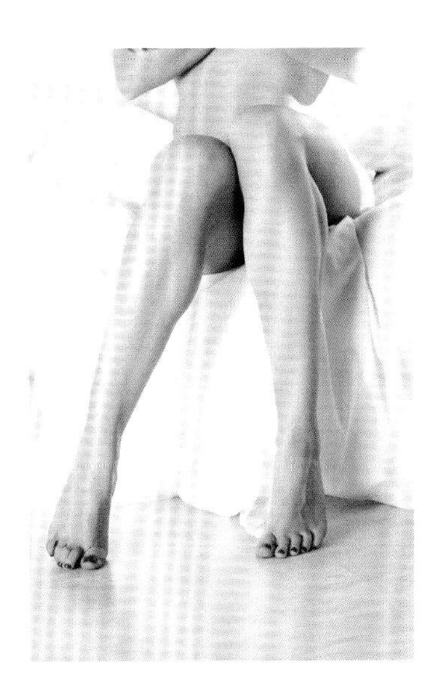

醫師的提醒

上完廁所一定要用乾淨的衛生紙擦拭，且要注意「由前往後」擦，還要多喝水及避免憋尿，平時穿著以寬鬆的褲裝或裙裝為好；如私密處有發癢或是異味等情況，要盡快找醫師治療處理，別諱疾忌醫。

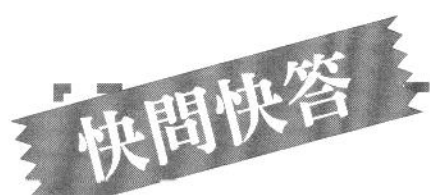

問：為什麼陰部遭感染時陰道外面很癢，裡面卻不癢？

答：因為陰道裡面的皮膚沒有癢的神經，陰道外面的皮膚才有，所以陰道裡面不會癢，外面才會癢。

破解女性常見私密處清潔及保養迷思

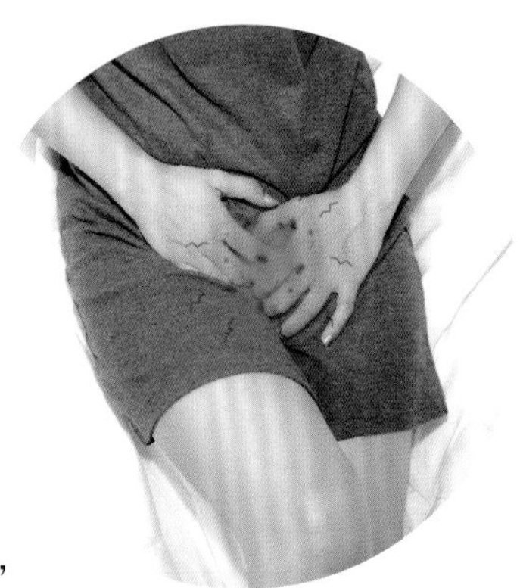

想要遠離陰道、泌尿道感染，到底該怎麼做才對呢？網路謠傳：「不想私密處感染，用熱水清洗女性貼身衣物可幫助殺菌」，引起不少網友熱烈討論，要知道，網路資訊常常是網友的經驗分享，對於專業問題往往是一知半解，甚至是錯誤解讀，惡意錯植資訊的情況也不少見，總之，對於網路分享的資訊要懂得分辨真偽，以下以醫師的專業觀點列舉常見的私密處清潔及保養迷思，並提供正確的解答。

迷思一：用熱水洗內褲能有效殺菌、消毒？

熱水確實有助消毒，姑且不論熱水會不會破壞貼身衣物的材質，值得注意的是，一般流傳所謂的熱水洗內褲，指的應是由浴室水龍頭流出的熱水，高溫最多60℃左右，以此水溫清洗內褲不但無法達到殺菌的效果，反而會使貼身衣物處於潮濕悶熱的環境，若未確實曝曬、烘乾，反而更易滋生黴菌。

迷思二：如廁後用免治馬桶沖洗私密處才乾淨？

很多人覺得如廁後以免治馬桶沖洗私密處更能徹底清潔！事實上，

過度沖洗、清潔陰道，不僅會將存在陰道口的益菌沖洗掉，更可能破壞陰道原本弱酸性的環境，反而不利私密處健康。

迷思三：內褲泛黃是乳酸菌殘留的自然現象，不用擔心可以繼續穿？

網路上謠傳：「內褲泛黃主要是乳酸菌氧化引起的殘留，是自然現象，不用擔心可繼續穿。」其實，在正常狀況下，女性私密處所分泌的乳酸菌多呈現透明清澈狀，並不會因接觸空氣而氧化變色，所以，若發現貼身衣物出現黃褐色污漬，且經刷洗、浸泡仍無法去除，就要當心可能是清潔不當、黴菌滋生所引起，建議直接丟棄，不要再穿著為宜。

迷思四：內褲有穿著期限？半年更換一次才衛生？

內褲並沒有明確的使用及穿著期限，使用期限必須依材質、穿著頻率及清洗方式而定，半年須更換一次的說法是不正確的，只要落實正確的清潔、曝曬、烘乾便無大礙。不過仍要提醒，如果發現內褲已鬆垮、破損，或是出現上述的泛黃現象，為防細菌感染陰部，建議還是丟棄不要再穿比較好。

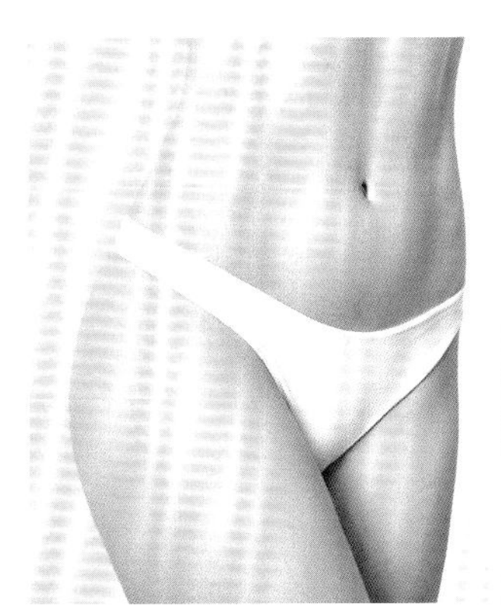
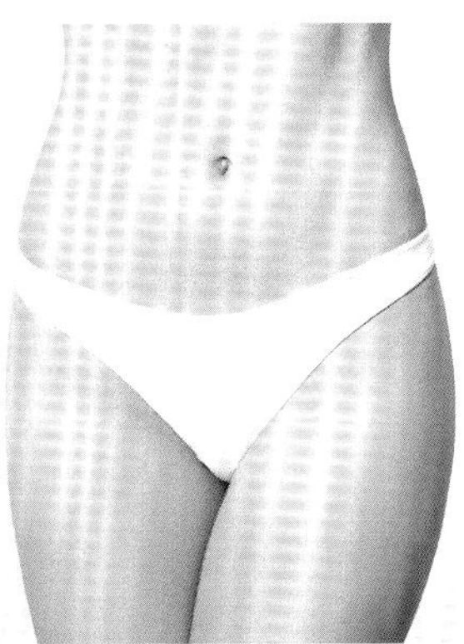
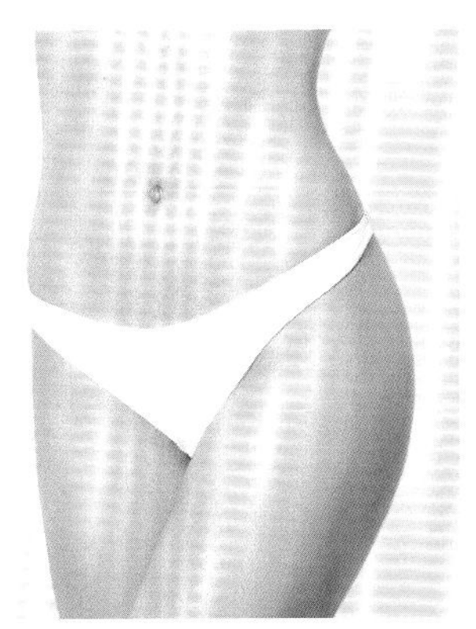

陰道炎四季原因大不同

私密處感染不是夏天的專利！許多人認為女性陰道炎好發於炎熱的夏天，但進入涼爽的秋天，婦產科門診卻發現，因私密處感染而就醫的人數依然居高不下！其實，任何季節都可能誘發私密處感染，引發的病菌種類各有不同，治療方式當然也有所差異。

●夏天小心細菌，冬天注意黴菌

夏天是一年中私密處最易感染的季節，由於台灣地處亞熱帶，夏天時環境潮濕又悶熱，不只活動量增加，運動後還大量流汗，出汗後如果沒立即沖洗身體，或是沖洗後未擦乾，私密處pH值即可能出現改變，使抵抗力降低，這時就容易被細菌感染，引發紅、腫、癢等發炎反應。

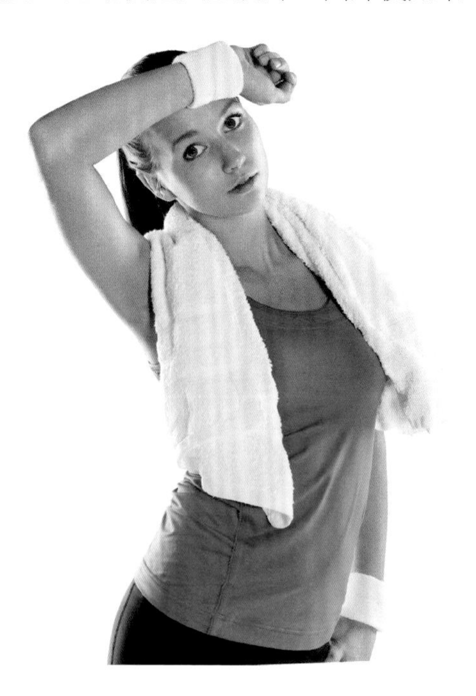

秋冬季節天氣轉寒涼，女性朋友為了保暖，衣著太過緊密或厚重，也會讓私密處環境變得又濕又熱，無疑助長了病菌滋生；加上冬天日照少，氣候潮濕，衣物洗滌後不容易乾，也會造成黴菌滋生，稍有不注意就等於把黴菌穿上身，大大誘發陰道炎發

生的機率；另外，冬季時有人喜歡穿保暖褲，因悶熱、不易透氣，也容易造成私密處感染。

要防止私密處感染，平時要多加注意個人衛生，建議穿著透氣的棉質內褲、避免天天使用護墊，即使必須用護墊也要勤更換。

●反覆感染陰道炎恐釀不孕

女性朋友罹患陰道炎，困擾的是陰道分泌物變多、私密處搔癢難耐，有時甚至會因抓破皮而血跡斑斑，慘不忍睹。**私密處反覆感染可能使細菌向上傳播，若侵犯至輸卵管和子宮等部位，造成骨盆發炎，可能增加不孕的風險；如果懷孕，也容易導致早產或子宮外孕。**研究發現，私密處反覆感染的女性子宮外孕的機率約為2%。

而除了天氣和不當衣著容易誘發陰道炎之外，以下行為也都可能使私密處反覆感染：

1.過敏體質。

2.停經。

3.糖尿病控制不佳造成免疫力下降。

4.經常做陰道灌洗。

5.經常泡澡、泡溫泉、洗三溫暖。

6.從事不安全的性行為，例如未戴保險套、多重性伴侶等。

7.上廁所後擦拭方向錯誤或沒擦乾淨。

8.吸菸。

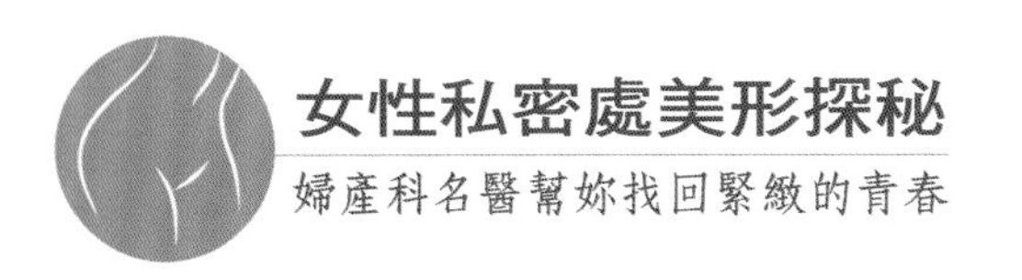

●陰道灌洗大NG！當心把好菌洗光光

要預防私密處反覆感染和發炎，最重要的是保持健康的生活型態和正確的私密處衛生觀念，包括在性行為時要戴保險套，衣著要寬鬆透氣、少穿緊身褲、穿棉質吸汗內褲、不胡亂服藥、不抽菸等，還有，**別隨意為了去除異味而灌洗陰道，以免陰道內的好菌（乳酸菌）被沖洗掉，陰道內環境為弱酸性，當陰道pH值高於4.5（正常pH值約4.2）就容易出現感染或發炎，**也不要使用含香精的清潔用品清洗私密處，以免破壞會陰部上皮細胞的免疫力，用清水清洗即可。

醫師的提醒

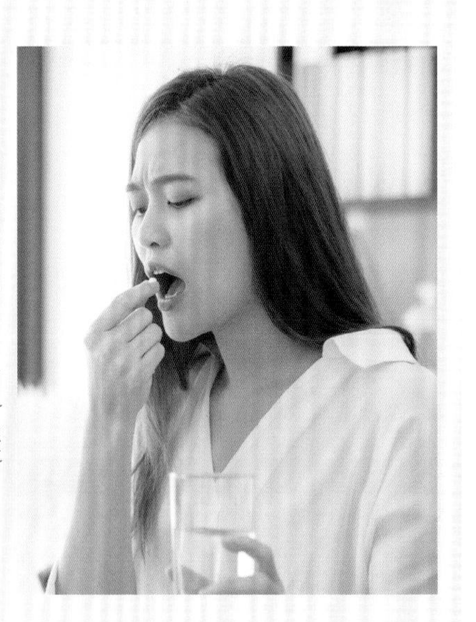

一旦發現私密處出現紅、腫、熱、癢等感染發炎症狀，應盡快就醫對症治療，原則上每7～14天為一個療程，之後再視個人病況予以調整處方或延長治療。

治療私密處感染要有耐心，別自行停藥，規律服藥才能保證治療效果，早日擺脫惱人的陰道炎。

各種陰道炎症狀比較

	分泌物狀態	搔癢	氣味	其他症狀
細菌性陰道炎	水狀、乳白色	可能	可能有腥臭味	
黴菌性陰道炎	濃稠量多、白色	有	通常沒有	陰道、外陰紅腫
滴蟲性陰道炎	泡沫狀、灰綠色	有	可能有	陰道、外陰灼熱疼痛、排尿有痛感

陰道滴蟲

一種造成滴蟲病的小型寄生蟲，是常見的性傳染病之一。若遭感染，有些人的陰部與陰道會伴隨強烈的搔癢與惡臭，碰水時有灼熱感，也有些人感染時並沒有出現這些症狀。滴蟲感染不會造成生命危險，藥物治療可痊癒。

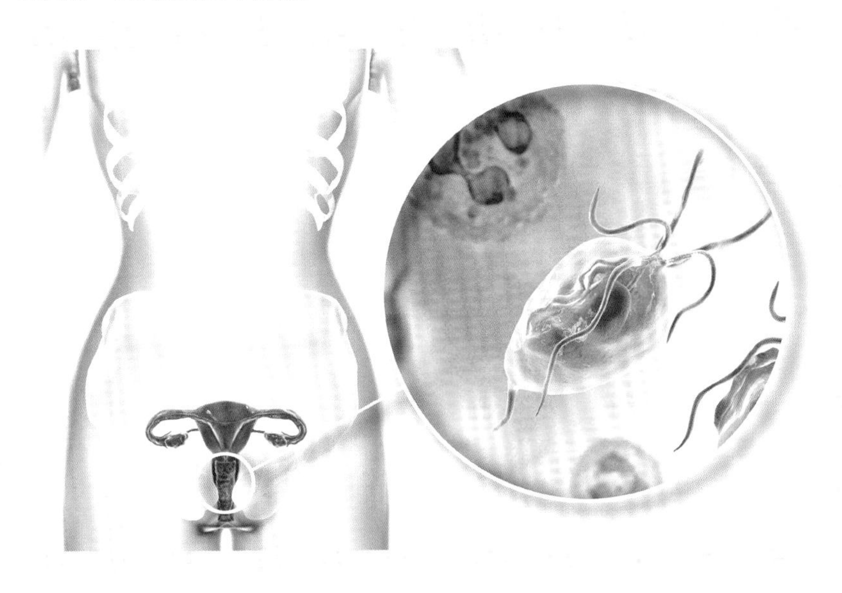

寒冬泡溫泉，小心私密處感染！

寒冬時節天氣冷颼颼，泡湯成為熱門活動，「藥浴美湯」更是吸引女性呼朋引伴前往，但這種「多人共浴」的溫泉衛生嗎？女性私密處是很脆弱的部位，即使是穿著泳裝前往泡湯，還是要注意溫泉水質及環境衛生，以免高高興興去泡湯，回來卻發現私密處遭感染！

不論尿道或陰道皆是女性的重要器官，也是容易引發感染的部位，習慣洗澡坐浴或是喜愛泡湯的女性要注意，如果在泡湯後陰部出現搔癢刺痛、分泌物變多、顏色改變等情況，就不能排除是受到感染，須盡快就醫。

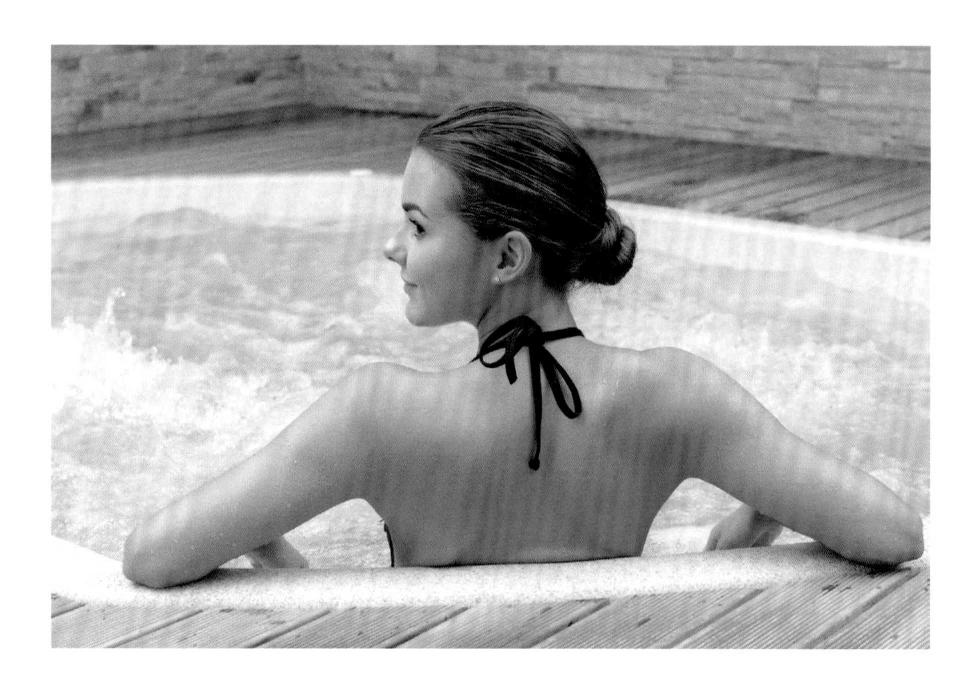

有部分不肖溫泉業者為了節省成本，將溫泉水回收循環再利用，水質與清潔品質都難以保障，因此，建議泡湯坐浴時在臀部下墊一塊毛巾，泡湯後也要再次沖淨身體與私密部位。

泡湯時這些細節要注意

1.換湯頻率：高溫潮溼使細菌活動力更旺盛，好的泡湯環境應每隔1～3小時換一次湯藥，定時換湯藥可避免細菌在高溫潮濕的環境下滋生。
2.選個人湯屋：這樣能避免與衛生狀況不佳的人共湯。
3.泡湯前做好個人清潔：泡湯前先沖澡，也可使用陰部清潔劑稍作清潔。
4.泡湯後若有私密處發炎、搔癢等情形，將優碘稀釋後浸泡下半身可殺菌消毒。
5.有陰部感染發炎或罹患性病者禁止泡湯，避免使他人感染。
6.平時可多食用蔓越莓、優酪乳、小紅莓汁，這些食物對陰道、尿道有保護作用，但注意不要選「含糖」的產品，糖會促進壞菌生長，反而會加重感染症狀。
7.沖澡後等陰部乾爽再穿上內褲。

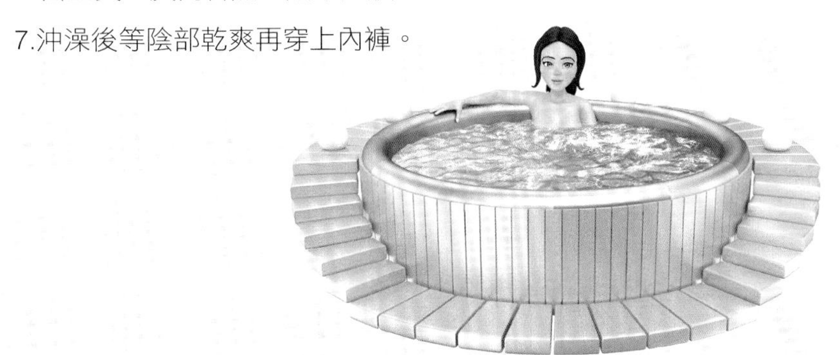

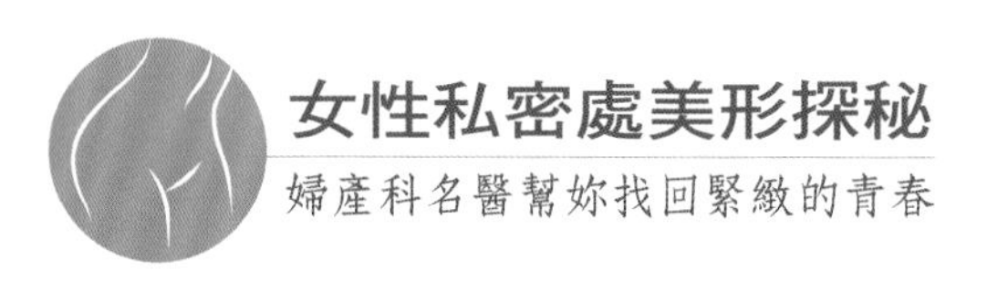

這種女人味要當心——私密處異味

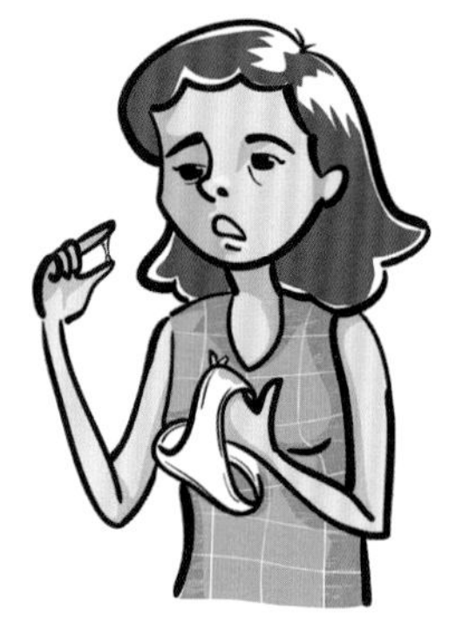

女生內褲上有時會出現白色分泌物，有時變多、有時變黏稠、有時如同豆腐渣，有時可能發出異味，不明就裡的人因此擔心這是不是私密處感染或是陰道不健康的訊號？其實白帶是女性生殖器官的正常分泌物，只要沒出現異常的顏色、異味或搔癢感，就不必特別擔心。但**如果白帶分泌物呈現黃綠色，或即使已經很注重私密處衛生仍飄散出異味時，就可能與陰道感染有關，不可大意！**

女性陰道本來就有一套原生的菌叢生態，透過不同菌種維持陰道的酸鹼值平衡，這些菌種中有65%～80%為乳酸桿菌，使成熟健康的女性陰道酸鹼值維持在pH 4～4.5之間。乳酸桿菌可分解陰道內的肝醣使之變成乳酸，讓陰道維持在弱酸性環境下，這樣可抑制喜愛在偏鹼性環境繁殖的細菌或黴菌，進而維持陰部健康，此即是陰道的「自淨」功能。

痔瘡也經常是引發私密處異味的原因。女性長痔瘡常使得在排便後擦不乾淨，讓細菌沾黏在肛門周圍，導致細菌入侵陰道，造成陰道感染、發炎而產生異味。

年齡增長，私密處也會跟著衰老

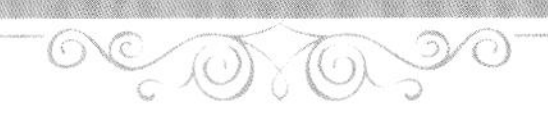

私密處就跟人的臉一樣，隨著年紀增長，膠原蛋白與皮下脂肪會逐漸流失，加上久坐、生產、騎腳踏車等，都會讓外觀與顏色產生變化，使私密處有如一面反映女性年齡與人生經歷的鏡子。

●私密處豐滿不僅是為了美觀，更關係到健康！

年輕女性私密處較為豐滿，女性一旦年過40歲，體內的膠原蛋白消退到只剩下高峰期的60%，私密處也會跟著萎縮。

豐滿的私密處就像戒備深嚴的大門，可隔絕外來的髒東西、細菌、病毒等，避免私密處被感染，也能避免生殖器官（如陰道、小陰唇等）的細嫩肌膚因過多摩擦而破皮、受傷。通常，女性認為自己的私密處不夠美，主要來源於兩種樣態：

1.陰道內部不夠緊緻。

2.陰唇外觀不夠美麗。

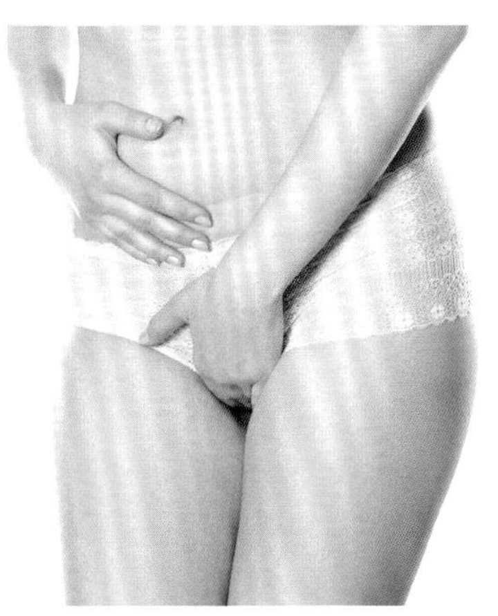

針對這兩種問題有不同的解決方法。要陰道緊緻可進行「陰道整型手術」，如同拉皮的概念，把鬆弛、多餘的皮膚切除，讓陰道回復最初的緊緻狀態；而陰唇外觀左右不對稱、不豐滿，臨床上多是取自體脂肪（大多

選擇大腿外側或腹部脂肪）來填補不足之處。

要注意的是，進行這類手術建議選擇「經期結束後3天、經期來潮前1週」的時間，這樣可避免潮濕悶熱及經血造成傷口感染；術後復原期約需要2週，恢復期間應避免從事性生活、激烈運動（如騎腳踏車），及泡湯、三溫暖等需處在高溫環境的活動，這樣可幫助打進體內的脂肪與自體脂肪盡快融合，達到整型的最佳狀態。

快問快答

問：私密處色澤暗沉顯示女性性生活頻繁？

答：**錯！**女性私密處之所以顏色暗沉、形狀扁平，多是與生產、年齡增長及荷爾蒙分泌減少等因素有關，與性生活是否頻繁無絕對關係。

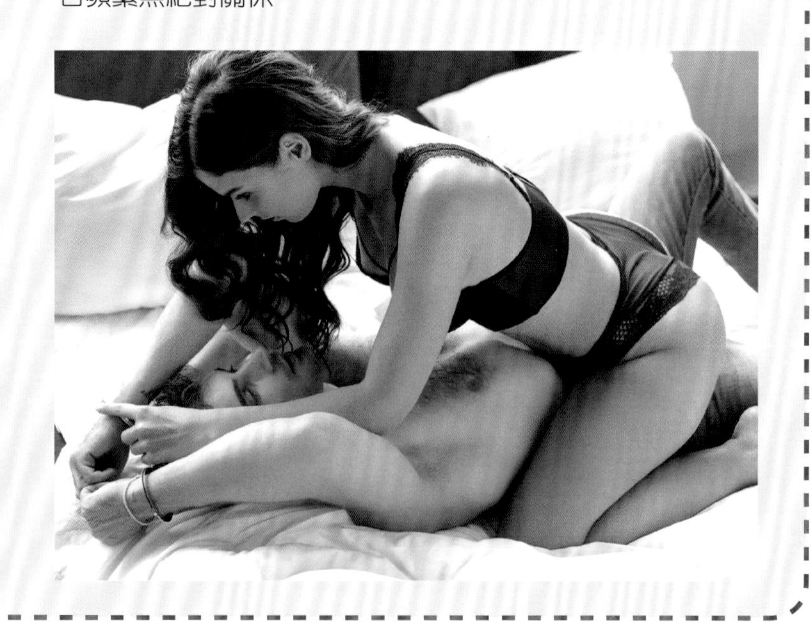

更年期女性的夢魘——私密處萎縮

私密處萎縮是許多更年期女性共同經歷的生理過程，因為卵巢停止作用，女性荷爾蒙分泌大幅減少，私密處失去潤滑物質，使得陰道內壁乾燥而失去抗菌及自我保護功能，造成私密處頻繁遭到感染；另外，近年來也有越來越多年輕女性到婦產科看診，原本以為只是單純的泌尿道感染、黴菌性陰道炎，殊不知這些問題都起因於私密處萎縮所造成的反覆感染。

可見，私密處萎縮不只是更年期女性的夢魘，年輕女性也可能因為天生私密處外型問題、生活習慣不佳，或是因為產後保養不得宜，導致私密處提早萎縮。

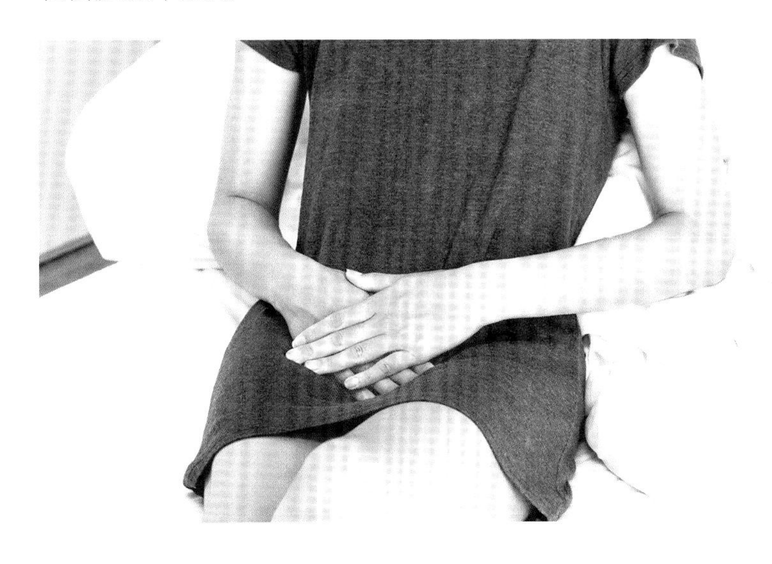

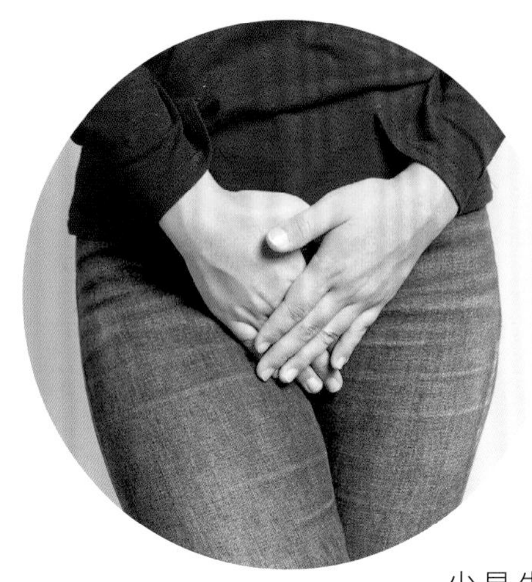

在台灣，因為氣候潮濕，加上國人對於緊身流行服飾的偏好，造成許多年輕女性頻繁感染黴菌性陰道炎，症狀是私密處搔癢、有異味，從婦科醫師的角度來看，這通常是因為私密處長時間被衣物緊密悶住所引起，而反覆感染正是造成私密處萎縮的原因之一。

另外，私密處萎縮年輕化也有不少是先天因素造成的，比如說大小陰唇過長、陰唇萎縮等，過長的陰唇皺褶處容易藏污納垢，無法保持會陰部清潔與乾爽，使得細菌容易滋生，分泌物也會增多，感染的機率就會增加。

以下分別就各類私密處萎縮問題，說明預防及治療方式。

●先天性私密處萎縮

主要是因為陰唇過長，使陰部過度摩擦，長期下來就會造成萎縮、變形、顏色暗沉。想要改善先天性私密處萎縮，可將過長的陰唇以手術切除，或是用「蒙娜麗莎之吻」的汽化雷射消除，也可利用抽取自身多餘的脂肪來填補萎縮的陰唇，使其飽滿無皺褶，私密處就比較不會感染了，但此術非一勞永逸，術後脂肪的流失程度及維持時間因人而異。

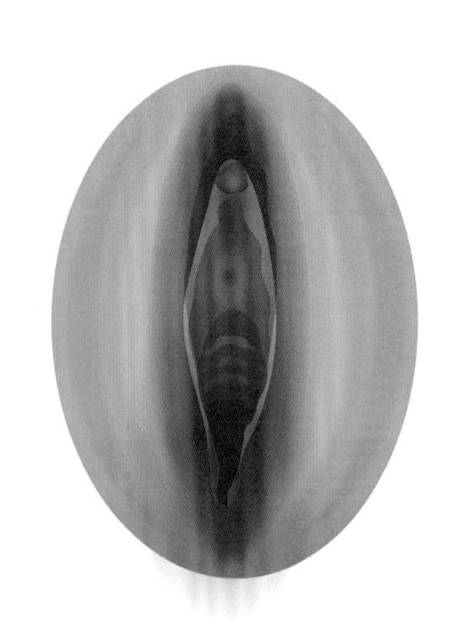

●生活習慣不佳造成私密處萎縮

長期穿著不透氣的化纖衣物、緊身褲，或長時間使用護墊、過度盥洗私密處、飲水過少、習慣泡澡、泡湯等，都容易使私密處感染，而私密處長期反覆感染就可能造成私密處萎縮；另外，若是有抽菸、喝酒等不良習慣，也容易使陰部血流減少，使私密處提早萎縮的機率增加。

要知道，私密處感染與私密處萎縮可能互為因果，若私密處反覆遭到感染，調整生活習慣後依舊沒解決，可能就是因為私密處萎縮所引起，這些問題都可透過私密處整型來改善。

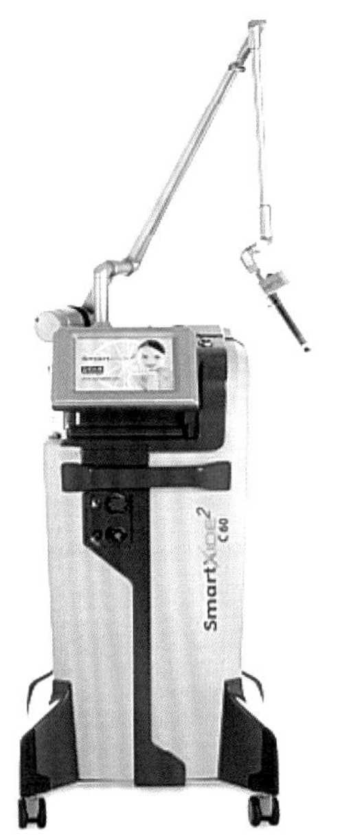

蒙娜麗莎之吻
雷射儀器

●產後陰道鬆弛造成的私密處萎縮

女性生產時可能導致陰道擠壓撕裂，使得陰道黏膜受傷，這也會造成私密處萎縮。關於產後私密處萎縮及各種產後私密處問題，可考慮以私密處整型或蒙娜麗莎之吻雷射來改善。

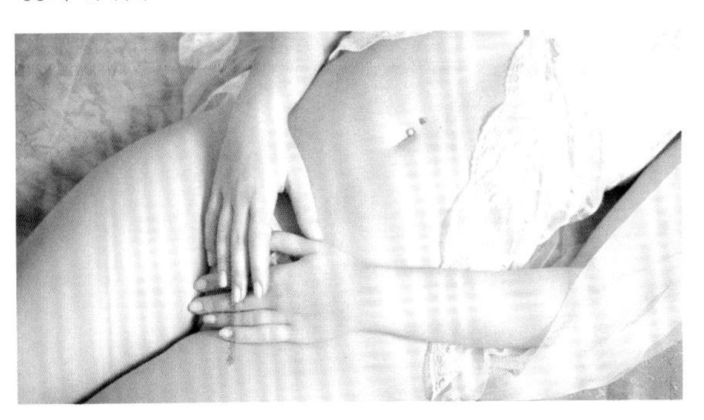

陰道發炎、乾澀，使更年期女性性趣缺缺

許多更年期過後的女性常因為性交之後陰道發炎，或每次做愛後陰道就不舒服，且增加很多分泌物而困擾，「每次和丈夫行房就發炎！」這是婦產科醫師經常聽到的訴苦。

會引起這些問題，是因為女性在更年期過後體內雌激素分泌與年輕時相較大量減少，陰道壁從原本較厚、較有彈性，退化成又薄、又缺乏彈性，分泌潤滑液的功能也大幅減少，導致陰道乾澀、表皮脆弱，每逢性交便容易因摩擦而破皮，除了會腫痛，也容易造成感染，因此每次做愛隔天便會因難以忍受的疼痛而必須到婦產科就診，此後便對丈夫的性愛邀約心生畏懼，能免則免。

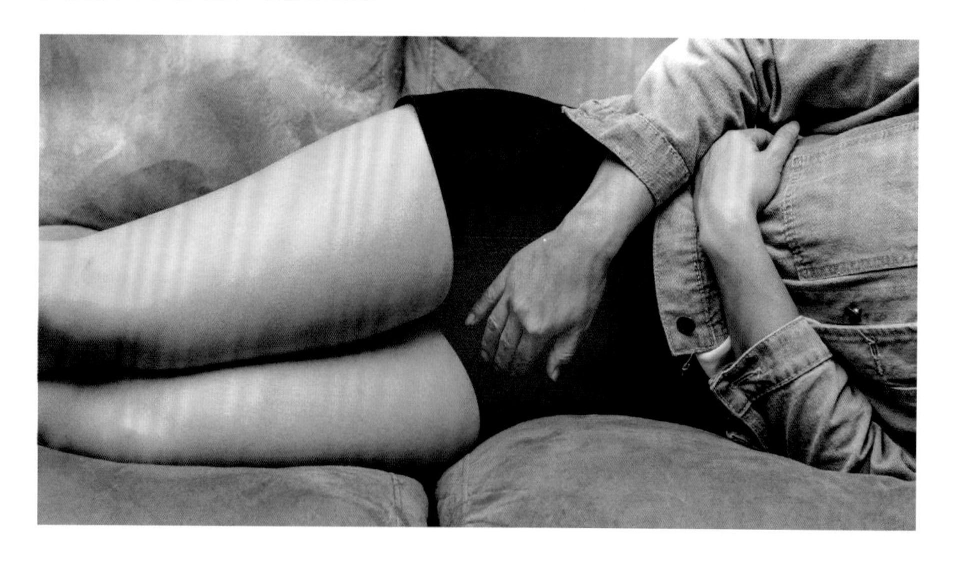

更年期過後因體內荷爾蒙分泌減少，陰道黏膜變乾、變薄、彈性變差，使性生活變成一件痛苦的事，這也是許多中年女性拒絕行房的主要原因。

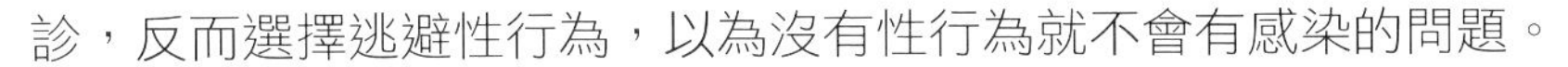

幾乎每位女性在更年期過後都會出現陰道乾澀的問題，嚴重者甚至連走路摩擦都有異物感，不過由於台灣女性普遍較保守，面對更年期的陰道問題或性交疼痛很少主動求診，反而選擇逃避性行為，以為沒有性行為就不會有感染的問題。

事實上，即使停經，仍應維持正常的性生活較理想，若是因為陰道乾澀，可使用潤滑劑或尋求專業婦產科醫師協助，例如使用女性荷爾蒙（塗抹於外陰部或陰道內），或進行陰道雷射手術，讓黏膜剝離與膠原蛋白再生，幫助陰道黏膜恢復正常厚度與滋潤度；另外，也有許多現代女性採用注射PRP（Platelet Rich Plasma，高濃度血小板血漿）或施打玻尿酸的方式，都能讓陰道壁增厚、恢復彈性，狀況佳的話甚至可恢復至更年期前的狀態。

針對更年期過後陰道萎縮的問題，建議可採取以下方法：

1.口服女性荷爾蒙可改善陰道彈性。

2.使用雌激素凝膠定時塗抹在皮膚或陰道壁，經皮膚吸收，可使陰道皮膚恢復彈性及增加分泌功能。

3.性交時使用潤滑液塗抹在陰道口或性伴侶的龜頭上。

4.加強做愛的前戲，如擁抱、舔吻等，藉由此過程激發女性對性愛的慾望，而這也是美好性愛不可缺少的環節。

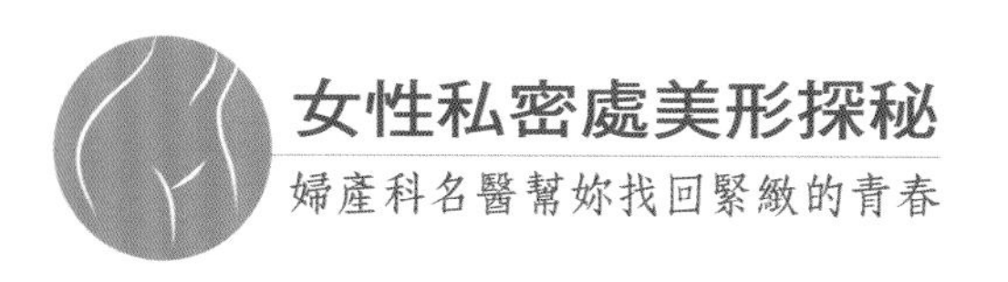

●陰莖能勃起、保持硬度，也能避免陰道口因頻繁摩擦而受傷

性交疼痛另一個常被忽略的原因則與性伴侶有關。男性的陰莖勃起若不夠堅硬挺直，會造成插入困難，也就無法順利地長驅直入插入陰道深處，而導致陰道口因頻繁摩擦而受傷。

針對這種情況，建議男性可採取以下方法：

1.每個月肌肉注射1劑睪固酮。

2.每天口服睪固酮藥物（Andriol Testocaps）。

3.性交前口服威而鋼或犀利士，使陰莖能勃起、保持硬度，可順利插入陰道深處。

產後女性的私密問題

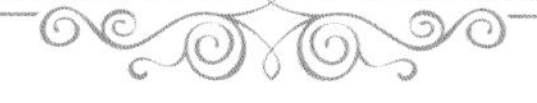

生產是人生大事，也是關於人類繁衍的偉大的事，但不可諱言，生產之於女性是一件辛苦的事，不僅懷胎十月辛苦，產後復原、調養、育兒，期間的辛苦也是不可與外人語。

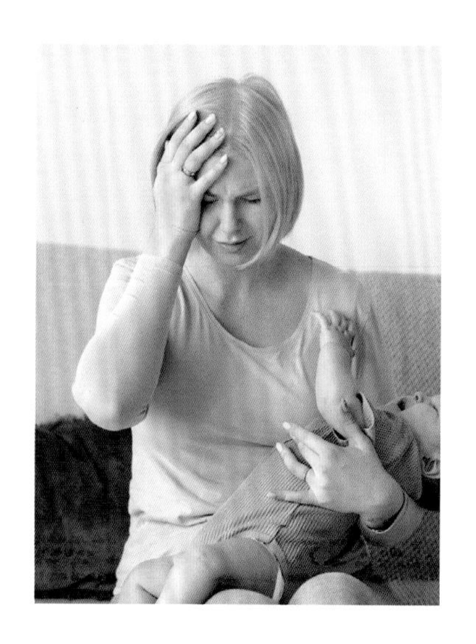

不管是採取哪種生產方式，女性在生產後都需要用心養護因懷孕及生產而擴張的產道，才能避免與泌尿道或生殖系統相關的疾病找上身。通常，產後私密處的基礎保養原則就是保持乾燥、通

風與清潔，並維持規律的生活作息，進階保養則涉及陰道緊實的問題，以下兩大問題是產後女性最常見的困擾。

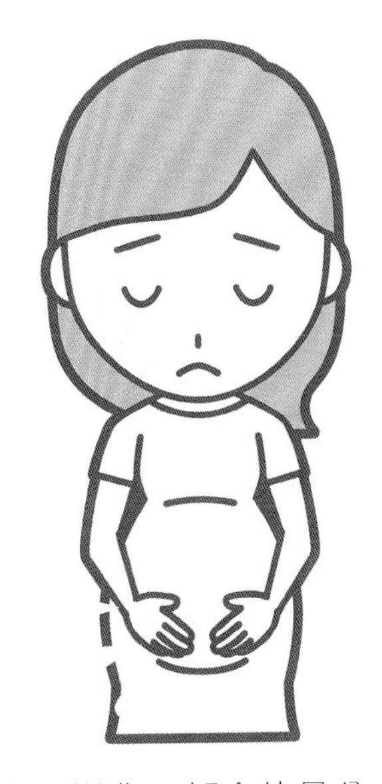

1.漏尿

很多產後女性只要一用力就會漏尿，於是每次大笑、咳嗽、打噴嚏時都要站成「剪刀腳」！為什麼會這樣？許多人認為這是自然產時產道被寶寶撐大而造成的後遺症，這樣的說法其實只對了一半，因為不只是自然產，連剖腹產的媽咪都難倖免產後陰道鬆弛的問題。

孕期由於子宮壓迫骨盆，再加上荷爾蒙分泌出現變化，都會使骨盆腔底變得鬆弛，因此女性只要經歷懷孕，不論生產方式，將來都可能出現漏尿。另外，當女性年齡漸長，尤其是停經之後，荷爾蒙分泌減少，陰道黏膜彈性變差，在咳嗽、打噴嚏、大笑時也會出現漏尿的情形。

漏尿不會有生命危險，卻會影響生活品質及尊嚴。針對輕微的漏尿，一般建議多做凱格爾運動，藉以訓練骨盆腔底的肌肉使之強化，能幫助改善漏尿的情形。

凱格爾運動

這是一種提肛收縮的重複動作，初次進行時可試著在解尿過程中收縮繃緊骨盆底肌肉，中斷尿流，體會肌肉緊縮的感覺，稍微熟練後再進行時，雙腿、雙臀及腹部皆不能用力，必須將收縮的力量集中在陰道及尿道上，重複一縮一放的動作，大約收縮5秒、放鬆5秒，每個循環重覆做20次，一天做4個循環，持續兩個月便能收效。

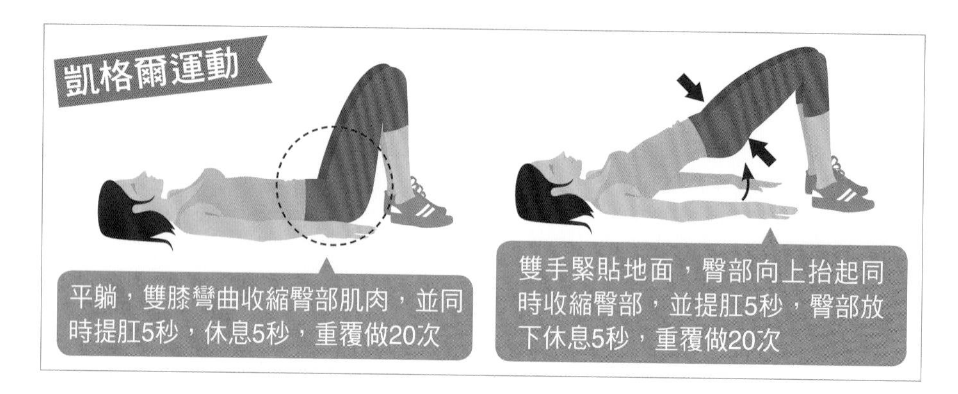

私密處雷射可立即見效

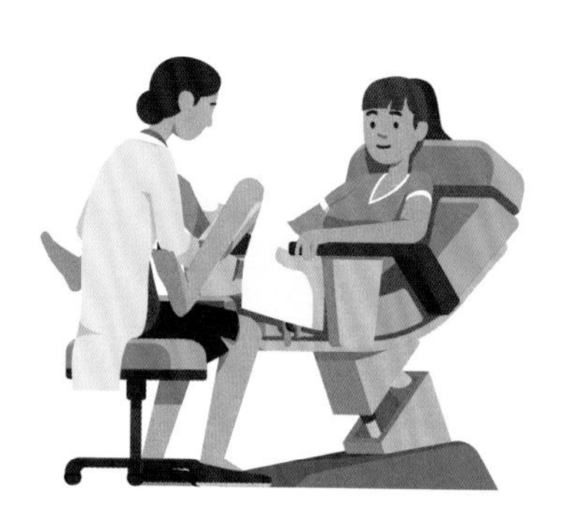

如果沒耐心做凱格爾運動，也可考慮做私密處雷射，利用雷射探頭沿著陰道內壁施打，透過光熱效應刺激膠原蛋白增生，同時恢復骨盆肌肉的彈性與緊緻，可改善惱人的漏尿問題。不過，就像打在臉部的雷射有時效一樣，私密處雷射的效果也會隨時間遞減，需要每隔一段時間就進行一次，才能維持最佳效果。

2.性慾下降

根據國外一份針對832名產後女性的研究結果發現，有47%的人對性不感興趣，有43%的人無法產生足夠的分泌物潤滑陰道，有38%的人在產後6個月性交時仍會感覺疼痛。

除了生理因素，基本上，女性產後性趣缺缺主要是因為心理排斥，擔心在產後恢復階段性交可能使傷口感染，或是擔心產後身體比較虛弱，怕體力不濟、體態狀況不佳等，所以抗拒性生活。其實產後約42天，在惡露完全排乾淨、傷口都已經恢復的情況下，可嘗試恢復性生活，女性身體在這時通常已經準備好了，不需有太大的心理壓力。

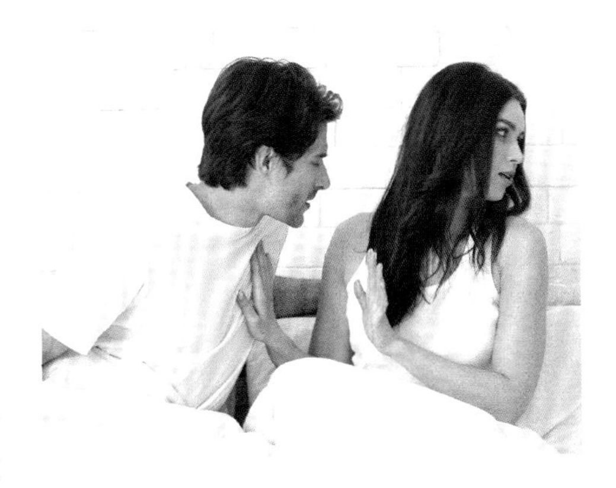

由於懷孕和生產給女性身體帶來的損傷依個別情況有所不同，有些產婦因為胎兒過大和自身體弱等因素，盆底肌肌力會變得比較鬆弛，體內的激素濃度也比產前低，使得產後性慾降低，同時因為懷孕和生產帶來的身體損傷，有些女性甚至在產後恢復性生活時會有強度不等的性交疼痛，或因陰道鬆弛而沒有感覺等，都讓她們對性愛失去信心。為避免這些情況，產後儘早進行盆底肌的自我訓練，對恢復正常的性生活很有好處。

生產因陰道肌肉拉伸、撕裂，可能會使性敏感帶走位，因此建議產後想恢復「性」趣，可以先「自己來」，藉由重新探索自己的身體，用自己舒服、放鬆的方式找回性慾跟敏感帶；其次可使用潤滑液，哺乳期的女性因為雌激素下降，無法產生足夠的分泌物潤滑陰道，塗抹潤滑液可幫助性愛過程更順利。

研究顯示，產後間隔7個月以上才開機的夫妻，感情親密度會明顯下降，導致離婚率提高！生產是孕育兩人愛的結晶，若因為這些因素使得夫妻感情疏離，實在不智，況且，美好的性愛也會降低女性產後的憂鬱情緒，但前提必須是夫妻兩人對性愛生活有共同的期待，才能使性生活和諧愉悅。

為了婚姻的幸福美滿，建議女性在產後不要停機太久，只要惡露不多、夫妻兩人情緒培養好了，隨時都可嘗試重開機，恢復新婚時的甜蜜關係。

生產時的會陰縫合和陰道整型有什麼不一樣？

陰部肌肉是彈性構造，自然產剪開會陰後肌肉會朝組織兩旁內縮，縫合時必須把它們拉回縫合在一起。會陰有五條肌肉層，分別包裹陰道出口，支撐底層會陰部，所以要一條一條縫好，肌肉層沒縫好陰道會變得鬆垮垮的，不但性交時可能失去快感，有時也會使膀胱直腸脫出或子宮下垂，最嚴重還會使骨盆底部垮塌。

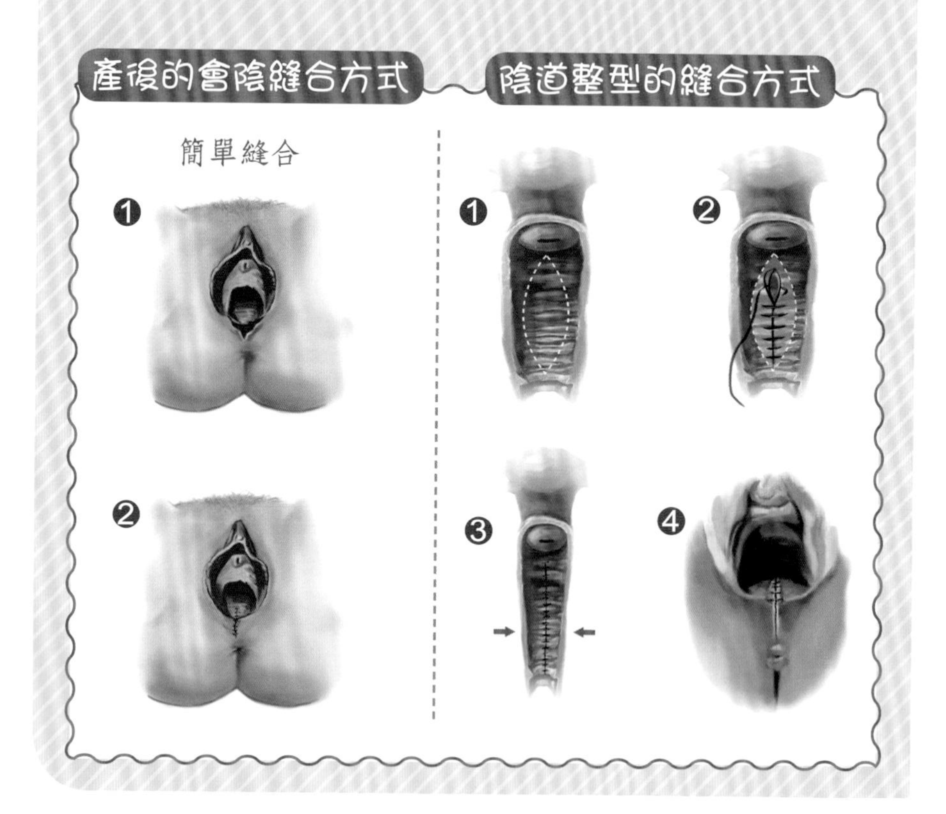

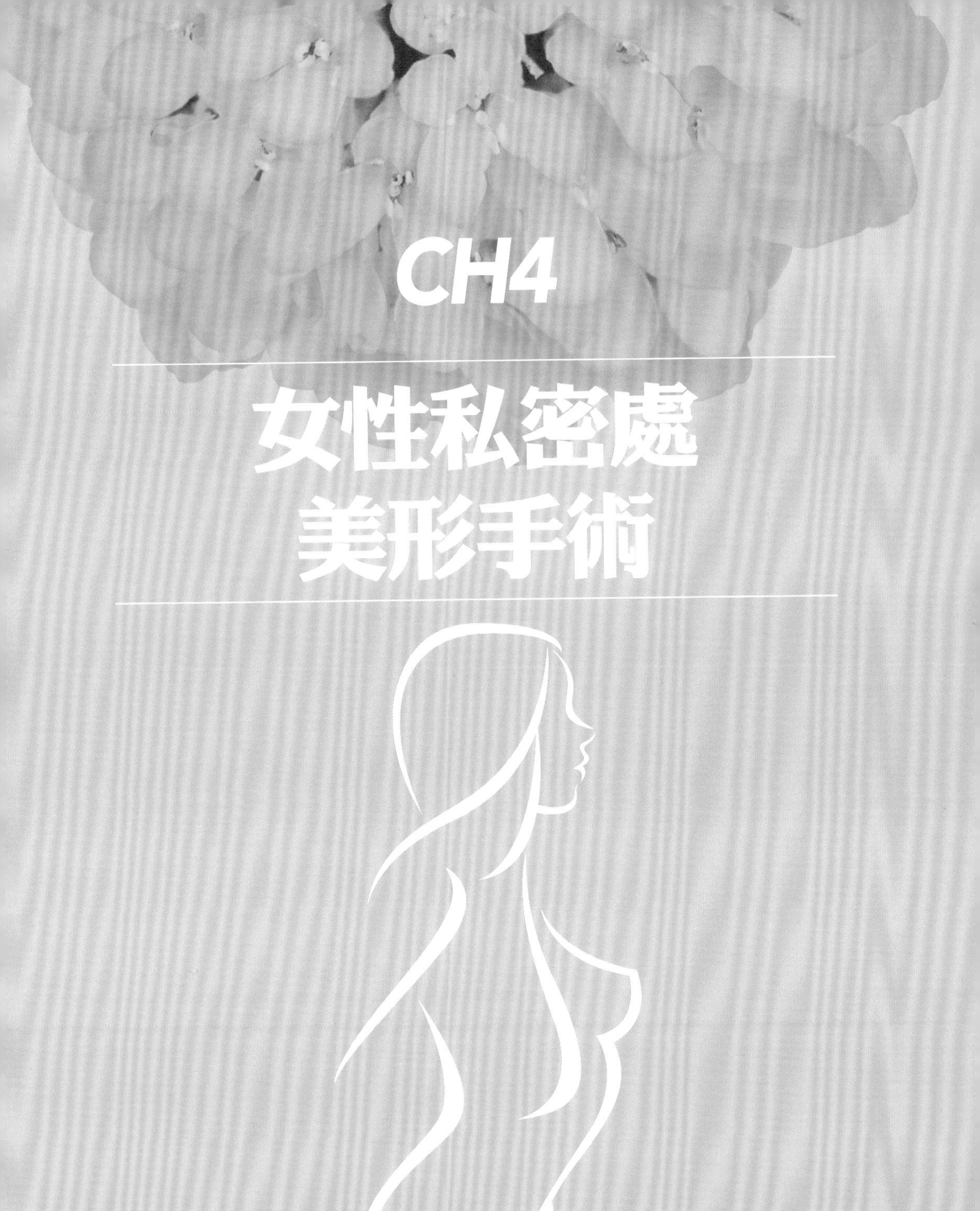

CH4

女性私密處美形手術

過去女性來診所求做陰道緊縮術，多數是因為老公有外遇，為挽回男人而做；這樣的情況最近已經有所改變，愈來愈多熟女是為自己的性愛享受而做這項手術，不全是為了男人。

許多女人表示，她們之所以做陰道緊縮手術，是因為做愛時陰道能夠緊密包握住溫溫熱熱的肉棒，讓做愛成為一種至高無上的享受。

時代改變，女人對性愛的主客態度也跟著易位了！

私密妹妹肥厚、不對稱問題OUT！

根據多年婦產科臨床經驗，八成以上的女性為先天私密處不對稱，但這種不對稱或肥厚的情況只要不影響私密處健康，且自己或性伴侶也可以接受，就不一定要做陰唇縮小或美形手術，之所以需要做陰唇整型，多是因為陰唇不對稱、過大、萎縮、顏色過深等問題，陰唇過大容易因穿著或走路、運動時過度摩擦而造成不適，或是穿著泳衣、小短褲等緊身衣物時外觀有不正常的線條，影響自身心情與人際交往。

以下說明常見的陰唇整型需求：

1.陰唇太大：兩側陰唇皆超過6公分，完全或是重疊覆蓋住尿道口及陰道口，這種情況的缺點是排尿時尿液無法集中射入馬桶，時常會隨著小陰唇分散至大腿及肛門周邊，也常會下垂致覆蓋住陰

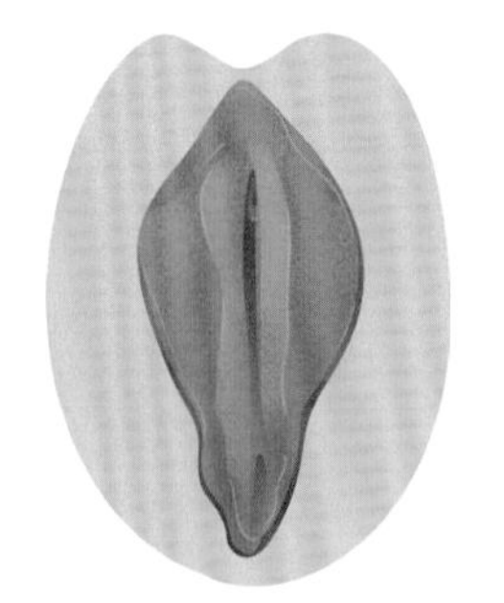
陰唇太大

道口，使陰道容易滋生細菌及黴菌而造成感染，或是在騎乘機車、長時間坐著時，易磨損陰唇皮膚，造成破皮發炎。

2.兩邊陰唇大小不對稱：兩邊尺寸明顯不一樣，有礙美觀。

3.兩側小陰唇邊緣呈不規則、凹陷狀，外形不好看。

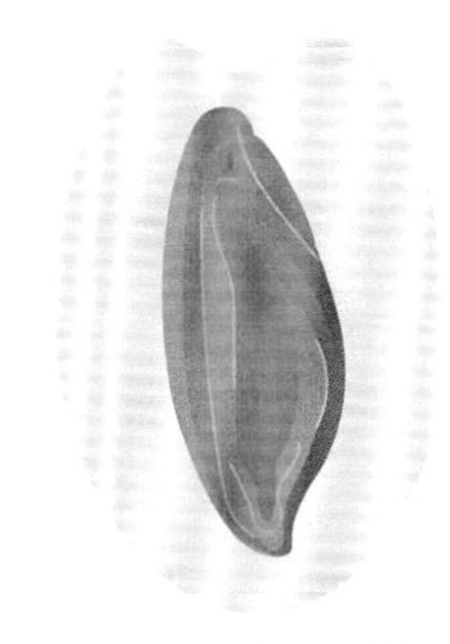

陰唇兩邊不對稱

若是因為上述美觀的問題，可選擇處理或不處理，但私密處若有以下問題，基於健康考量，則應該考慮進行私密妹妹縮小美形手術。

1.走路時私密處會異常摩擦，感覺不舒服。

2.做愛時陰唇因拉扯而有疼痛感。

3.即使天天洗澡、注意陰部衛生，私密處還是經常感染、搔癢或有異味。

4.穿泳衣或瑜珈褲等緊身衣物時，私密處看起來像是有突出物。

大陰唇過大除了天生的原因，也有一部份人是因為體重增加導致過多脂肪堆積在大陰唇所致，這些情形都可以透過手術將多餘的脂肪抽出，使陰唇尺寸變小。

●大陰唇豐滿手術

另外，隨著年齡老化使荷爾蒙分泌減少、皮下膠原蛋白流失，都會導致大陰唇萎縮、暗沉，愈來愈多熟齡女性要求做大陰唇豐滿手術。

大陰唇豐滿手術的方法有二：

1.是非手術的大分子玻尿酸（Sub-Q或Macrolene）注射

2.是以自體脂肪注射來豐厚大陰唇組織

兩者各有優缺點，受術者可依個人狀況與需求選擇；顏色暗沉則可以選擇各式雷射美白來加以改善。

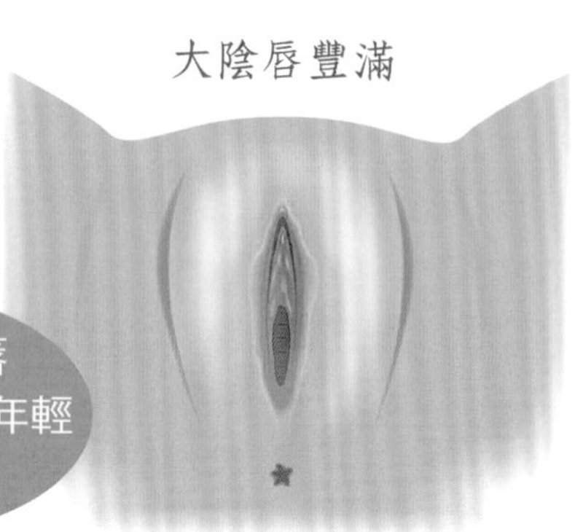

豐滿的大陰唇可以使女性顯得年輕且更加性感

●小陰唇的美和整型

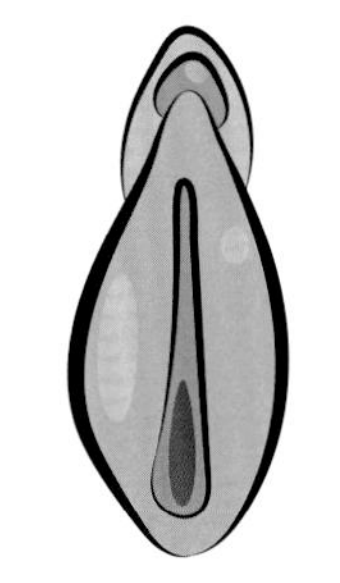

小陰唇是陰蒂之外女人最具性敏感的部位，男人口交不會錯過這兩片形狀如蝶翼的小陰唇，可以說小陰唇決定了女人陰部的外貌。

但是根據統計，約有兩到三成女性對自己的陰唇結構不滿意，一部份是因為尺寸太大，有些則是太過肥厚，陰唇太大片運動或騎車會因摩擦造成不適，性愛時擋住陰道口造成性交障礙，小便時尿液很容易隨著陰唇四處噴濺，甚為困擾，也常因為摩擦破皮搔癢，或因為肥大把陰道悶住，阻礙分泌物排出，增加異味產生及感染的機會。

多數女性小陰唇寬度在4公分以下，若達到第三級算是有點過大增生了，第四級則屬於過度肥大，屬於第三、第四級者可考慮以手術做調整；另一個測試陰唇是否過大的方法是將兩腿併攏，使兩片大陰唇夾緊，如果兩片小陰唇外露出來就是太大了。

關於小陰唇整型，最近醫界常用「邊緣切除（edge resection）」的方法，此術採全身靜脈注射舒眠麻醉，過程約需40分鐘，完成後表面看不到縫線，用可吸收材料極細美容線縫合，術後不必拆線，不會

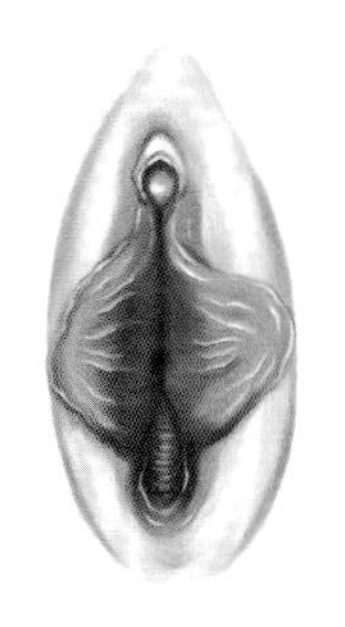
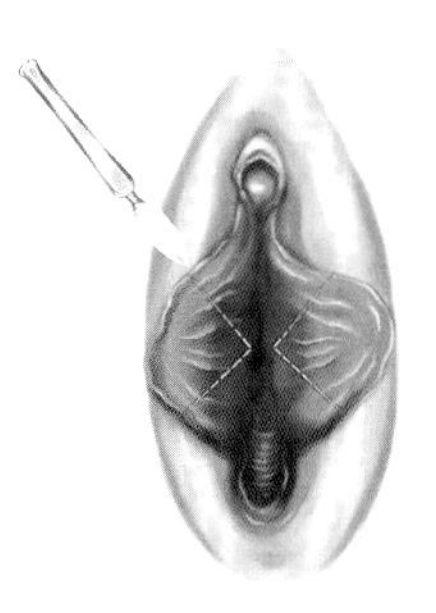
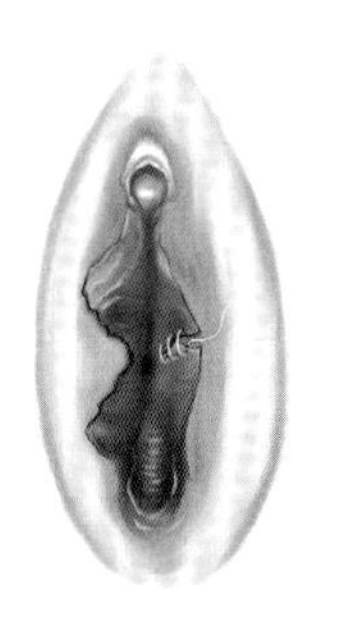
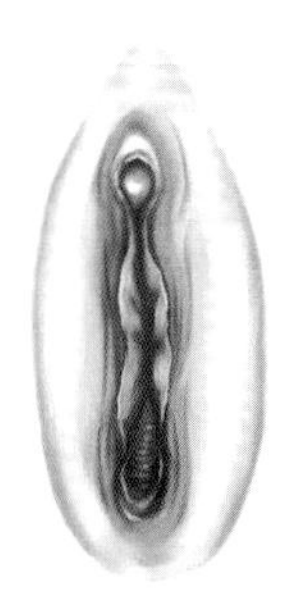

有疼痛感，1週內可完全復原，但是宜1個月後再恢復性生活或從事瑜珈、長時間騎乘機車等活動。

術後1週內傷口須以抗生素藥膏照顧，並配合使用衛生棉墊。術後當天即可以溫水淋浴，每次如廁後應以生理食鹽水或煮沸過放涼的開水沖洗會陰處傷口。而傷口雖然以可吸收的縫線縫合，術後2週仍建議移除未脫落的線結，以免在表皮留存線結凹痕。

術後還要記得按時回診，以追蹤治療成效、傷口疤痕反應，甚至在必要時施以輔助治療，才能得到最完美的治療效果。

鐳射刀切割的優點是切口不會流血，切口平順自然，術後不會有疼痛感。

小陰唇的尺寸在醫療上可分為四個等級

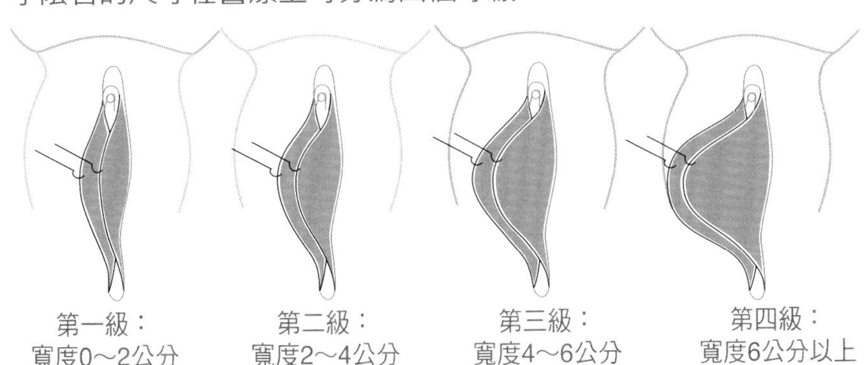

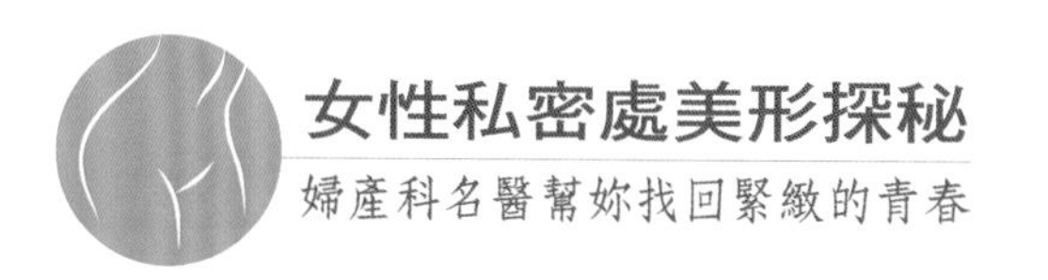

小陰唇整型有以下幾種做法：

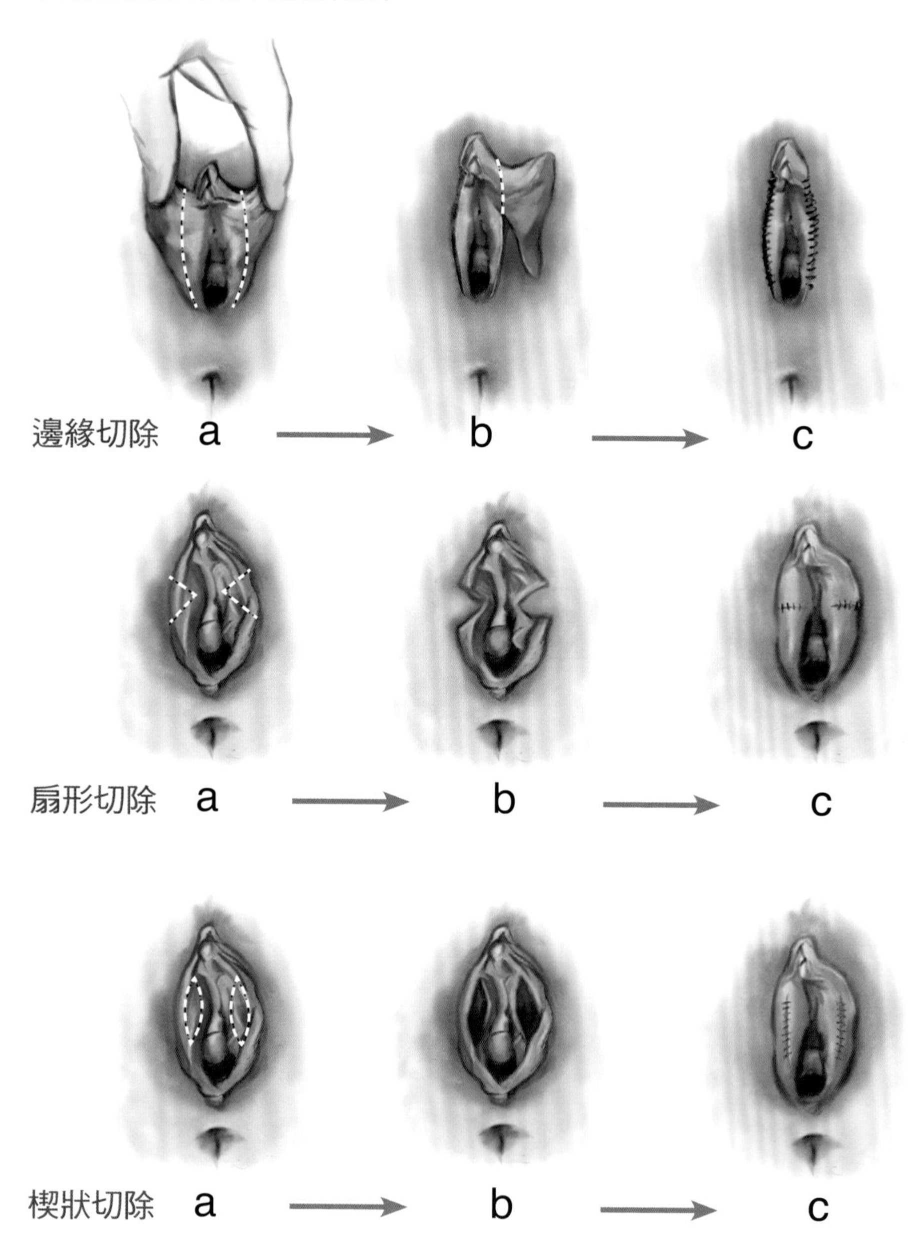

●G點增大術

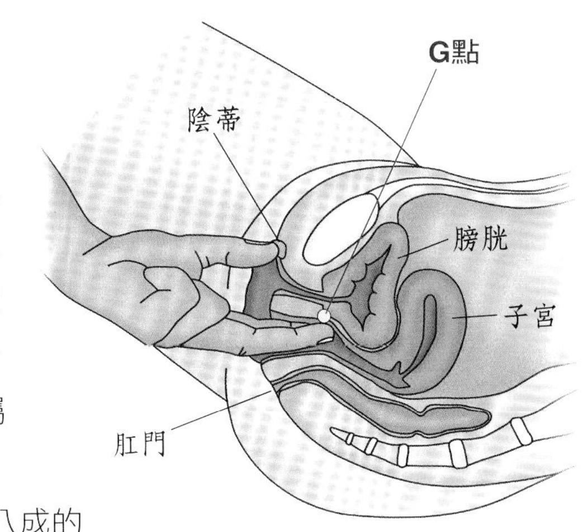

G點是女性重要的性敏感部位，受到刺激時能引起強烈的性快感及高潮，她位在陰道前壁內、恥骨後的一小塊區域，圍繞著尿道，屬於尿道海綿體的一部分。

曾感受G點存在者，約八成的人在高潮時陰道會有液體流出（即俗稱的「潮吹」）；換句話說，陰道前壁受刺激時感覺比較敏感的人，感受強烈高潮的機率是其他人的兩倍。有必要在此向讀者解釋清楚的是，A片演出中所謂的「潮吹」，通常是尿液的噴出，不是高潮時陰道的湧出物。

在G點進行玻尿酸注射可增高增大G點的摩擦力，增加性交的舒適感，也比較容易獲得性滿足，該術在歐美國家已行之有年，術後滿意度高達九成。

G點注射手術不是大手術，比較接近微整型，但還是需要進行麻醉，施做時需避開生理期，生理期剛過是最適合進行此療程的時間，雖然G點注射沒有傷口，也不需拆線，但還是會有腫脹感及些微出血，術後3天之內不能進行性行為，3天後即可恢復正常，術後兩個星期宜採淋浴，還要避免泡熱水澡及泡溫泉，以免因陰部出血量增多而造成腫脹，使玻尿酸加速吸收，或使移植的脂肪存活率降低。

1.G點自體脂肪移植

使用自體脂肪填補的好處是效果較為持久，不會產生過敏或排斥等副作用，不像填充物會有隨時間慢慢被身體吸收的問題。

進行G點填補手術時會抽出受術者腹部或大腿內側的脂肪，來填補消失或不敏感的G點。醫師會評估受術者適合抽脂的部位，利用微創技術平整仔細地抽取適量的脂肪，再將抽取出來的脂肪細胞以離心技術，分離不必要的免疫細胞和血球，再將純化後的自體脂肪多點注射至需要治療的部位。

自體脂肪的柔軟度佳、自然，術後恢復快，不需拆線，可即刻還原受術部位的豐滿性感；其次，自體脂肪組織移植存活下來後便不易消逝，可長期保有飽滿、緊實感。

自體脂肪移植手術後施術部位可能會產生些微腫脹或瘀青，通常1週內可消腫、去瘀並痊癒，抽脂處1週之內須進行加壓，術後若有不適可服藥改善，短時間內不要進行劇烈運動，並避免摩擦、按摩患部，其他日常生活可照常，不受影響。

2.玻尿酸填補

玻尿酸是一種天然多醣體，原本就存在人體組織中，像是關節處或是眼球，現已廣泛應用於醫療保健和美容領域，是接受度高且安全的填充物質，也是肌膚真皮層內保濕的重要成分，它能鎖住大量水分子，幫

誰適合做G點填補？

1.G點敏感度低或不敏感的人
2.G點不易被觸碰到的人
3.未感受過G點高潮的人
4.G點性冷感或性高潮障礙者
5.G點敏感度漸漸消失者
6.不確認自己是否曾有過G點高潮者

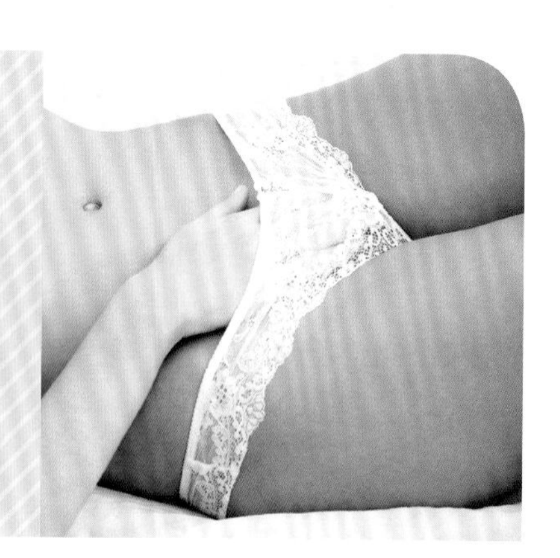

助人體組織保濕潤滑，並能幫助保持皮膚彈性，但隨著年紀增長也會逐漸流失，皮膚失去玻尿酸後會出現鬆弛、皺紋與缺乏彈性的現象，包括體表肌膚、陰道皮膚皆是如此。

若有G點不敏感困擾的女性，又不想透過手術改善，可選擇玻尿酸注射填充來增加G點的摩擦力，讓性敏感度提升。施打玻尿酸是快速安全的填補療程，但需要知道的是，每個人的G點敏感度不同，並非填補後就一定能得到G點快感，效果也因人而異，建議與醫師進行詳細的溝通了解後，確實定位G點位置再進行玻尿酸填補。

注射玻尿酸的缺點是注射物會隨著時間慢慢被人體吸收，因此若採用此法，需要視吸收情況定期回診注射。注射玻尿酸後3天之內受術部位可能會有輕微紅腫、搔癢等狀況，皆為正常現象，僅有少部分人會有輕微瘀青，一般1週內可自然去淤、消腫，術後須注意避免暴露於過熱或過冷的地方，以免影響手術效果。

陰部美形，不能漏掉小菊花——痔瘡雷射手術

漂亮的肛門像是一朵小菊花，圓形的皺褶地帶相當性感，皮膚對輕觸也相當敏感，她的存在讓男人的眼光無法避開，但如果疏忽保養及關照，以致長出痔瘡，對於外陰美形的傷害實在令人難以容忍。

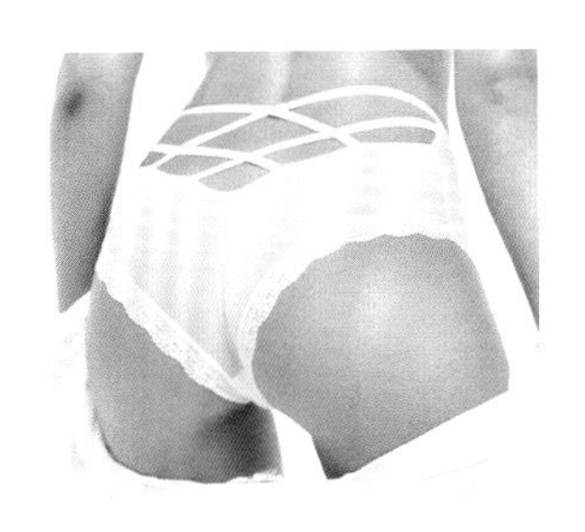

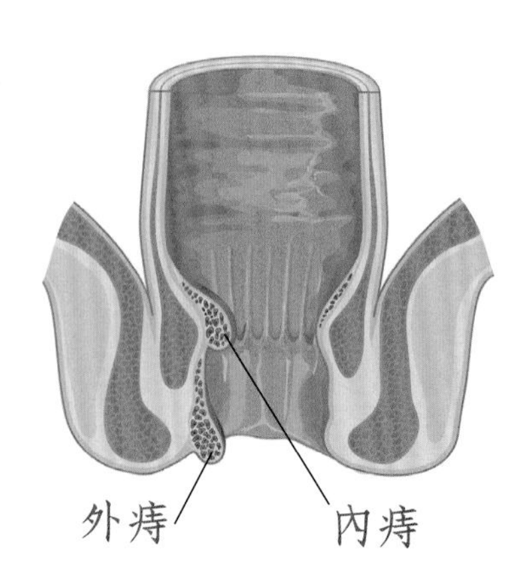

當肛門口周圍的小靜脈因某些因素而不正常擴張或變大時，就會造成肛門內外的黏膜下破壞及血管充血而形成病態組織，也就是大家熟知的「痔瘡」。

20～60歲是痔瘡好發的年齡層，發生的原因絕大多數與日常生活習慣不良有關，如久坐、久站，或是愛吃辛辣、刺激性食物，另外，不良的排便習慣也是形成痔瘡的重要原因，如經常性便祕或腹瀉、用力排便等。

女性因為生理期，骨盆腔血流增加，加上荷爾蒙變化，容易引發便祕、腹瀉，懷孕、生產等種種因素也都會造成腹壓增高，比男性更容易發生痔瘡，若原本已有痔瘡，加上懷孕、生產等因素後症狀會更嚴重。

●女性痔瘡手術

痔瘡是嚴重影響女人陰部美觀的因素，上班族女性天天坐辦公室，據統計，十個人中有八人有痔瘡，幸好現在有許多機會可同時做痔瘡手術：

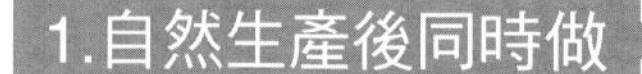

2.剖腹生產後同時做

3.陰道整型時同時做

4.陰唇整型時同時做

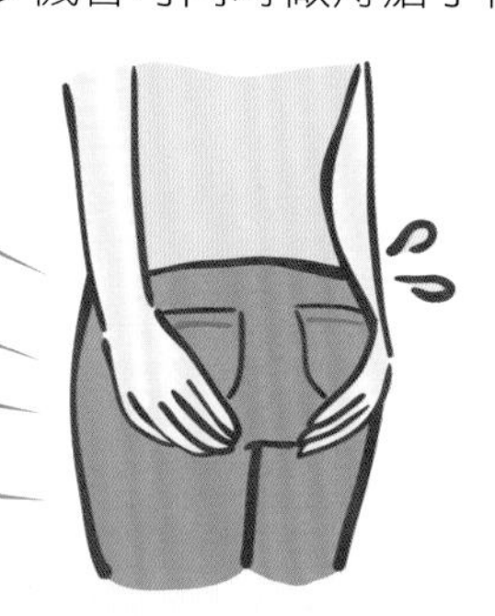

過程：禁食6小時，不必灌腸，不用剔毛。

特色：無痛，微創，點滴舒眠式全身麻醉，手術過程40～50分鐘，不必住院，3天後回診，正常7天後可性交。

小小一片，簡單就能重建——處女膜修補

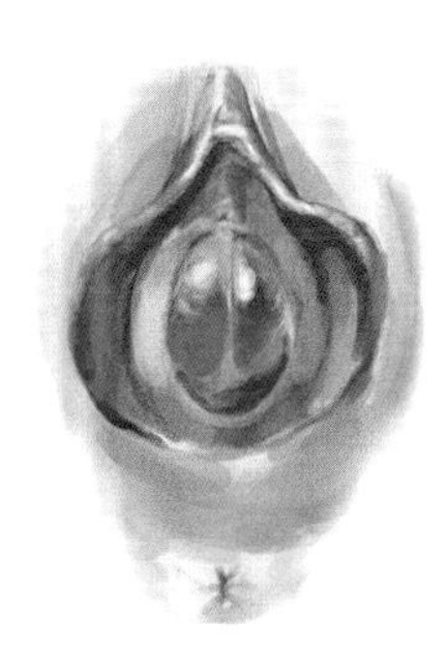
處女膜閉鎖

年輕女性的陰道口有個稱為「陰道前膜（又稱處女膜）」的組織，生理正常的女性通常會在首次性交時破裂，但在運動或正常活動過程中，處女膜也可能因拉伸或其他外力介入而破裂。

一些人的處女膜可能小至不明顯，甚至沒有處女膜。在一些罕見的案例中，處女膜可能完全覆蓋住陰道口（俗稱「石女」），屬於處女膜閉鎖，必須由醫師切開，才能有利青春期後經血流出、性交、或生產。

處女膜雖名為「膜」，其實她不是膜，而是一圈環形皺襞，呈粉紅色，她也並非如薄膜狀，正確名稱為陰道瓣，厚度一般在0.1～0.2公

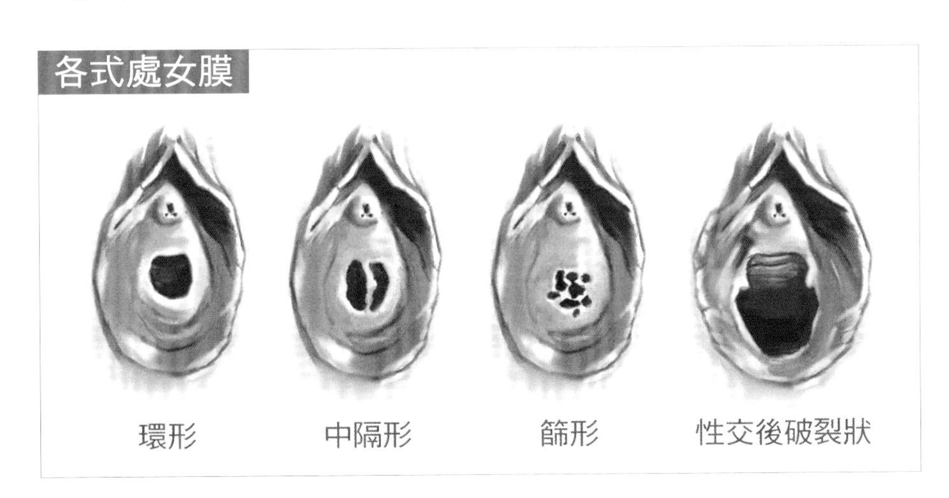

分；一般說的「處女初夜落紅（破膜）」，其實是指瓣膜上的小孔被撐開，使膜內毛細血管破裂而出現的少量出血。

●處女情結的崇拜與迷思

處女情結的存在跟男人們脆弱敏感的心靈不無關係，但男人為何會有處女情結，必須先弄懂它產生的原因：

1.受傳統封建思想的影響：傳統男人認為好人家的女孩應該是單純、潔白的，守貞成為衡量好女孩的標準。

2.佔有慾：每個男人都希望心上人的身體和心靈都專屬於自己，如果這個女人和別的男人發生過性關係，即使剛開始接受了她，心裡始終會有個無法解開的結。

3.征服欲作祟：雄性動物都有征服欲，尤其是人類，男人渴望找到一個處女，這讓他有征服新疆域的成就感。

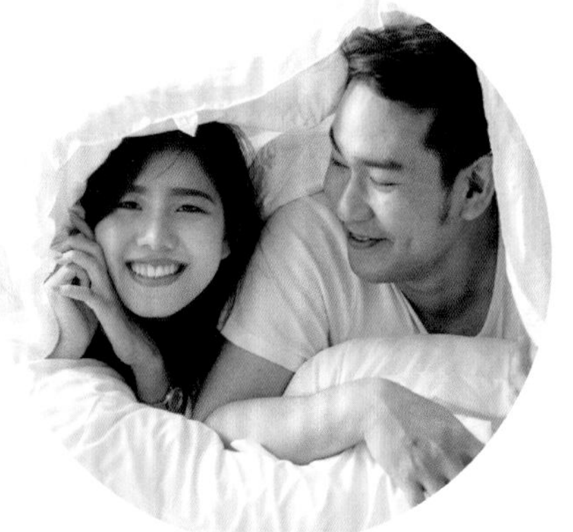

4.情感潔癖：男人希望與老婆之間的情感純淨無瑕，包括對方的心理和身體。

5.擔心女人有對比心：這往往是出於男人的自卑感，懷疑自己無法真正滿足及征服她。

●男人的處女情結已經過時了！

近年社會風氣開放，女性的社會地位大幅提升，性自主意識也跟著抬頭，加上網路和媒體都充斥著過去通常隱晦不提的性愛話題，女性由此獲得充份的性知識，並且在年紀很輕時就有了性體驗。和舊時代女性不同的是，她們雖然視性愛為感情的重要成分，但不認為應該把身體的所有權送給對方，做愛畢竟是兩人同享的樂趣，所以當遇到另一個更有吸引力的男人，她可以頭也不回地擁抱新歡，所以，男人如果還死守舊思維，最後只能淪為單身狗。

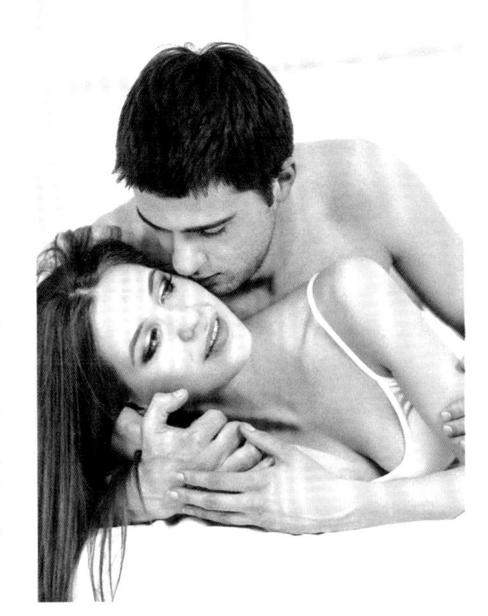

但不管基於哪種考量，女性若想重建處女膜，就現代醫學技術來說是很簡單的事，常見有以下兩種方法：

1.生物黏合法

利用生物黏膠將原本已經破損的處女膜重新黏合，生物黏膠會在1週後自動脫落，不留痕跡，經黏合過後的處女膜與原本的並無不同，黏合過後的處女膜在術後初次性交時一樣會因撕裂而出血。但要注意的是，由於是使用黏合的方式，因此比較適合性交次數不多、處女膜破裂不嚴重的患者。

2.處女膜縫合手術

先將處女膜裂口邊緣修剪整齊，再以手術用縫線縫合，使之回復原狀，而縫合的手法需視破裂程度與時間而定；術後處女膜僅留一個小孔供經血排出，此法雖然效果佳，但因過程與手法較繁複，因此手術時間與費用都較生物黏合法為多。

讓妳的第二張臉靚起來——外陰鐳射美白

這是繼陰部除毛之後，美眉們開始風行的私密處美容產物。

女性陰部常因為衣著過於緊身、透氣性差而導致摩擦，另外，隨著年齡漸增，荷爾蒙分泌驟減，這些原因都會造成私密處肌膚黑色素沉澱愈來愈明顯（色素沉澱的程度因人而異），使得私密處膚色變得暗沉，這個問題讓許多女性感到困擾。所幸如今美容醫學技術進步，美眉們可不需再為此憂心，只要透過簡單的鐳射手術，就可以讓私密處顏色輕鬆變回粉嫩。

鐳射美白是透過特定的雷射波長，幫助改善黑色素沉澱、促進私密處表皮新生，使私密處皮膚變美白粉嫩，看起來更年輕。但要記得，做完鐳射手術後要加強私密處保濕，1週內要避免吃感光性食物，如香菜、芹菜、九層塔等，並按時間將療程內的治療作完，才能達到最佳美白效果。

●蒙娜麗莎之吻私密雷射／陰道鐳射

懷孕、生產，乃至更年期變化，是多數女人一生不可避免的歷程，但隨著生產傷害、荷爾蒙變化及人體正常的組織老化，都會使陰道出現鬆弛、乾澀、易感染、漏尿等問題，不僅讓自己性趣缺缺，也影響另一半的「性」福。

對於這樣的困擾，情況輕微的患者建議做凱格爾運動，若情況嚴重，建議直接以手術處理。近年來，美容醫學界發展出私密處緊實雷射，不需動刀或住院便可有效改善上述症狀。

其原理類似運用在臉部的飛梭雷射，只是將施打的位置轉換為陰道內、外陰部等部位，治療原理為利用Fotona專利技術Smooth mode超長脈衝與波長2940nm鉺雅克雷射，以溫和的光熱效應搭配特殊探頭，加熱黏膜組織，刺激骨盆筋膜與結締組織緊縮，再運用雷射的光熱效應汰換老廢黏膜，刺激膠原蛋白重組新生，並使黏膜增厚，幫助陰道環境年輕化、健康化，並能提升濕潤度、包覆感，對尿道支撐度、改善漏尿、提升性生活滿意度都有很好的效果。

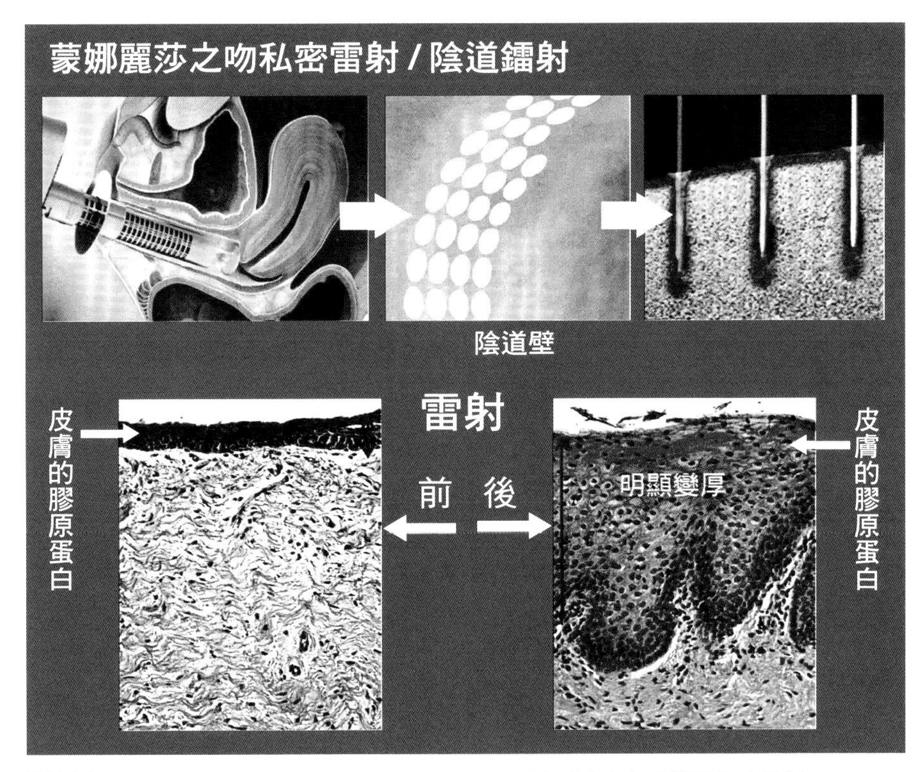

圖片來源：ATLAS OF PELVIC ANATOMY AND GYNECOLOGIC SURGERY 5th Edition

做私密處雷射手術不需麻醉，由於陰道內壁沒有神經，治療時不會有疼痛感，只會有輕微的溫熱感。一套完整的療程需2～3次，每次間隔1個月。術後需注意會陰部的清潔，1週內分泌物會增多，請勿泡澡，要勤換內褲，還要讓黏膜多休息，術後3天才可恢復正常性生活。

哪些人適合做蒙娜麗莎之吻雷射陰道緊實手術？

1.生產過的女性（無論哪一種生產方式）。
2.陰道曾有過撕裂傷。
3.性伴侶陰莖尺寸較小。
4.想要藉陰道緊縮提升性交滿意度。
5.更年期女性因荷爾蒙分泌不足，使陰道壁變乾澀、鬆弛，狀況嚴重者。

私密處雷射美白

最近由於風行除毛，使女人恥骨上方及兩側大陰唇的原始膚色全部明顯的暴露出來了，許多女性發現自己的陰部皮膚原來是一片暗黑色！於是陰部雷射美白開始流行起來了。對付陰部顏色暗沉，使用蒙娜麗莎雷射通常就可以有良好效果。

美白的範圍包含大陰唇、小陰唇、陰蒂往上部位，再向兩側腹股溝，要求更完美的話，可進一步在會陰及肛門周圍都做雷射美白。

每個月做一次，建議做3～6次；施做之前30分鐘會先剃除陰毛，敷麻藥；雷射時間約20～40分鐘，無痛，過程清醒，安全，當天即可正常性生活，美眉們想要白皙粉嫩的陰部，可以考慮做雷射美白。

讓私密處維持美白的保養方法

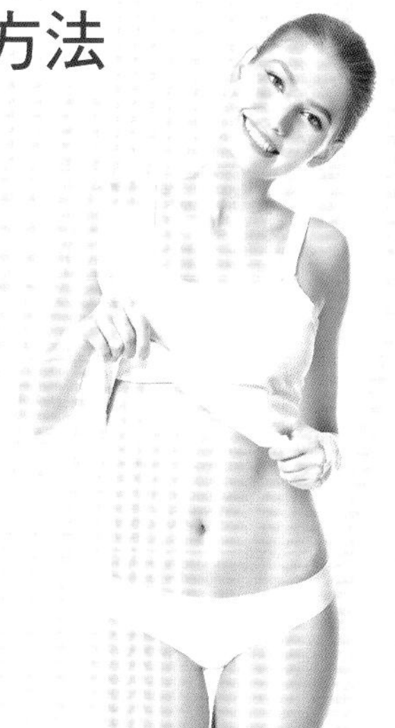

1.保持私密處通風與涼爽。
2.避免穿粗糙材質、化學纖維的貼身衣物。
3.保持良好的生活及運動習慣，以維持人體良好的新陳代謝機能。
4.避免自行清洗陰道內部，以免破壞陰道原本的酸鹼平衡。
5.選用溫和、不含香精的私密處清潔用品，並避免過度清潔。

找回年輕時的緊緻——陰道緊縮術

女性性高潮來襲時，恥骨尾骨肌會以每0.8秒的頻率收縮一次，產生反應後，子宮也會以每0.8秒的頻率上下抖動（子宮高潮），這一系列的收縮抖動就是高潮來臨。女性性高潮的享受感比男人強許多，男性性高潮的時間只有約8秒，女性可達20秒以上，女性之所以能在短時間內享受極致的性高潮，恥骨尾骨肌的功能很重要。

女性性愛時若沒有高潮的感覺，可以做以下練習：把3隻手指頭放入陰道內，收縮陰道，使手指可以感受到收縮的力量，尤其是30歲以上的女性，1天做2次，每次做15下，連續2週，可適當增強陰道的性敏感度。但有一些年紀較大的女性，即使每天練習也無法自主控制肌肉的收縮，這時若想恢復功能，就需要藉助陰道整型術了。

另有些女性則在生產過後出現陰道鬆弛的現象，使得性生活滿意度大幅降低，有這種情形也可透過陰道緊縮手術來改善。施行這項手術需要全身麻醉，30分鐘內可以完成，7天內傷口可自然癒合，痛感不會比縫會陰強。手術後男性在性交時會較有快感，女性也能藉此達到高潮，增進夫妻感情。

快問快答

問：聽說產後同時做陰道整型手術效果比較差，真的嗎？

答：**錯！**不管產後或平時做，效果都一樣好，如果有差別，那是醫師技術的問題，不是時機的問題。

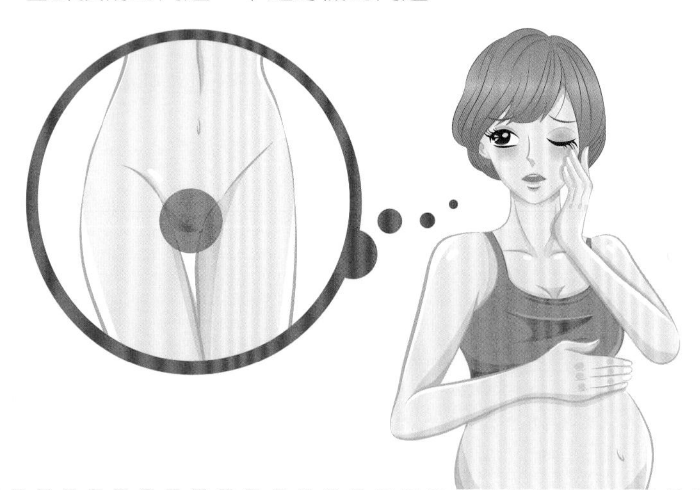

●陰道鬆或緊，東西方需求大不同

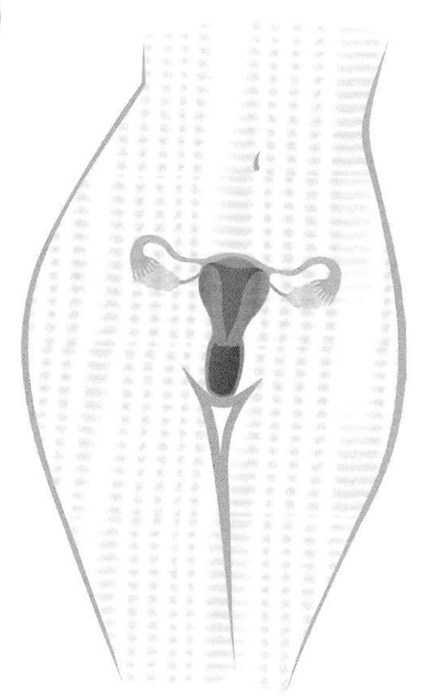

女性陰道就像衣服一樣，有大小不同尺寸，即使未有過性行為，也有些人天生陰道比較寬，有些人比較窄。

臨床研究和觀察發現，陰道寬或窄與人種、體型有關。通常體型肉肉的、骨架高大的女性，陰道尺寸也較大、較長；而以人種來說，西方女性的陰道尺寸多為M、L號，東方女性則多為S號，西方女性不僅使用的按摩棒較粗大，就連自然產時，即使寶寶體重達3500公克，分娩時也多是輕而易舉的事，有些人甚至生產4000公克的巨嬰也不覺得困難，很少會有產道撕裂傷的情況出現。

另外，在男性部分，研究證實，陰莖長短並非與身高成正比，卻與人種有關，統計顯示，白種男性陰莖勃起時平均長度為16.5公分、黑種人為15.5公分、西班牙人為14公分、亞洲人為13.9公分，從這些數字可以看出，身材高大的西方人陰莖勃起的尺寸的確比東方人長；或許是這個原因，西方女性比東方女性較少要求做陰道緊縮術。

●陰道緊縮整型手術方式

女性陰道是一個皺褶互疊的腔道，若因為太寬鬆以致連練習凱格爾運動都無法使陰道恢復緊緻時，可以做陰道修補術（又稱陰道整型術、陰道緊實術），治療方式是從陰道切除鬆弛組織，之後再對陰道內壁黏膜進行縫合，把鬆弛的陰道內徑縮小，就能達到緊實的效果。

手術前以點滴從靜脈注射藥物，受術者睡著後再動手術，手術時間約1～2小時，不須住院，患者不會有痛楚記憶，術後4～6週可行房。

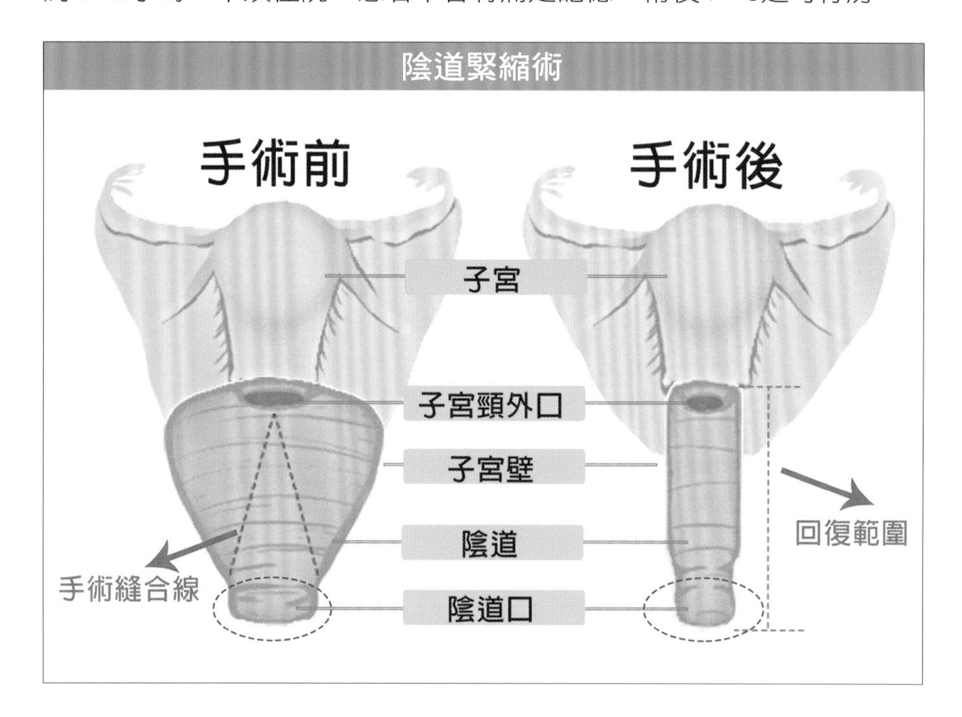

陰道緊實手術一般可分為三種：

1.陰道前壁修補術：可同時改善膀胱脫垂症狀。手術方式是把陰道前壁黏膜分開，將子宮膀胱筋膜韌帶加縫一層，再強化膀胱底部及尿道支撐力量，最後把多餘的陰道黏膜切除後再縫合，術後需放置導尿管，1天即可出院，如果有壓力性尿失禁的情況，可以同時做陰道前後壁整型手術。

2.陰道後壁整型術：這是一般夫妻因抱怨陰道鬆弛、做愛無感最常做的手術，此術可強化直腸脫出與陰道鬆弛。手術時先把陰道壁黏膜分開，範圍由陰道口一直向上延伸到子宮頸前約1公分，再把提肛肌強化縫合，切除多餘的陰道黏膜組織，再根據自然生產的會陰縫合術，術後可重建強韌的陰道壁。

手術可使用手術刀片加上電燒，以精準止血，利用雷射刀可更輕鬆止血，出血少就比較不會有痛感，且恢復時間快，再以可吸收線精準縫合，整個過程約需50～90分鐘，術後3～5天會稍有疼痛感，1週後疼痛感消失，建議1個月後回診觀察術後恢復狀況，沒問題可恢復性生活。

大家較為熟知的陰道整型手術，通常是指「陰道後壁」整型手術，其實單純做陰道後壁整型手術就足以達成讓陰道緊縮變窄小的目的，且陰道變窄也會把男性的陰莖擠向陰道前壁，大大加強G點的快感。

3.陰道埋線緊縮手術：在陰道壁埋線可立即收到陰道緊實的效果，一如做臉部埋線拉提可使鬆垮的臉皮立即緊實，是短期內必定和男人初次做愛，或是久別重逢想要讓對方有美好性愛感受的最佳術式。

要常保陰道年輕、青春又有活力需具備哪些要素？

理想的保障陰道年輕和緊緻的療程須包括以下幾點：

1.使陰道口徑變小的陰道整型手術。

2.做陰道整型手術3個月後做蒙娜麗莎陰道雷射（Deca），使陰道膠原蛋白增厚，陰道壁彈性增加，一個療程要做3次。

3.每年做一次療程。

4.女性年過50歲以後可補充適量的女性荷爾蒙加微量的男性荷爾蒙，有助提升性慾望及活力。

能做到這幾點，就可以長期保持陰道年輕、富有彈性，及心靈的健康和活力。

手術過程約30～40分鐘，以靜脈注射舒眠麻醉，陰道當下有緊實感，不會感覺疼痛，不需要恢復期，不須住院，醒來即可離開，且當天即可有性生活，有效期間為3個月。

●陰道整型可讓夫妻更性福

現代人的婚姻除了傳宗接代的意義之外，漸漸地，人們對於如何充實婚姻內容、提高婚姻品質也愈來愈重視。陰道鬆弛是產後女性最關心的問題之一，甚至是深埋在許多產後女性心中不敢開口的秘密，拜骨盆重建醫學的發展之賜，近代醫學對生產傷害有了更深入的了解，藉由陰道整型不只能提高婚姻品質，還可減少白帶及陰道感染的機率。醫美的發展帶起陰道整型風潮，愈來愈多聰明的現代女性，藉由陰道整型找回久逝的青春，讓夫妻更性福！

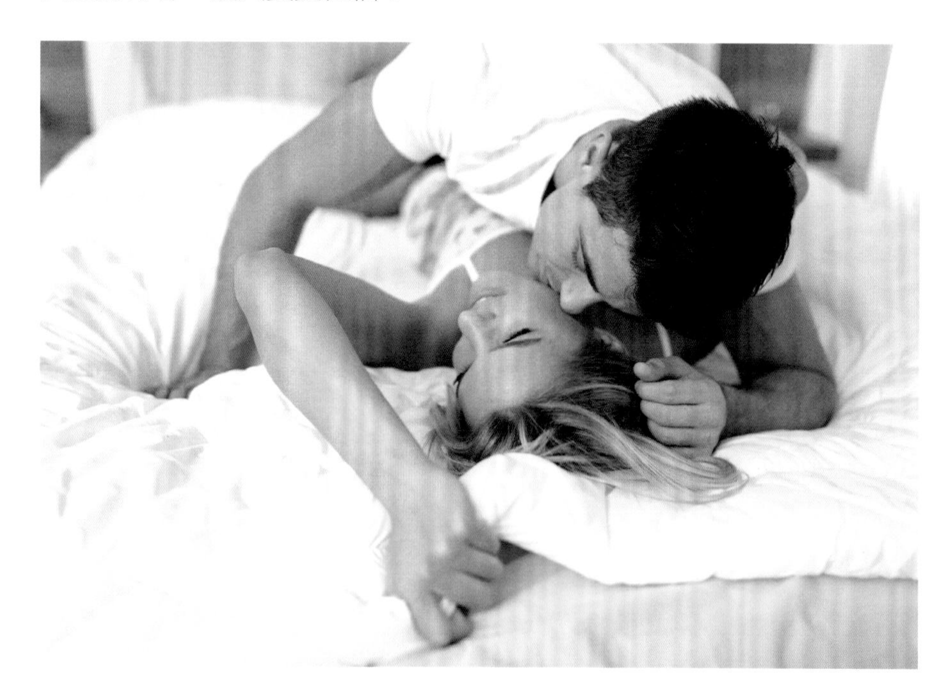

女性在生產時由於胎頭的擠壓，不但會破壞環繞陰道周圍的筋膜、肌肉和韌帶，甚至更遠的膀胱和尿道也都會受到波及，造成一些後遺症，例如膀胱脫垂、子宮下垂、尿失禁等。根據研究資料顯示，一次陰道生產就可能造成陰道壁75%的破損，難怪陰道整型會成為流行的手術。

上帝給女人的陰道本來是最完美的設計，有最佳的彈性，然而一旦生過孩子，產道被嬰兒硬擠通過，超過彈性限度，陰道壁的皮膚和肌肉會因過度撐開而變得鬆弛、失去彈性，陰道口也會向外張開，這時即可藉由陰道整型手術來加以改善。

整型後的陰道在性生活時能感覺更緊密、接觸面較多，做愛時容易碰觸到G點（陰道壁的高潮點），除能有效增進性愛情趣，也因為陰道變得更窄、開口變得更小，而減少白帶產生的機會，可說是一舉多得。

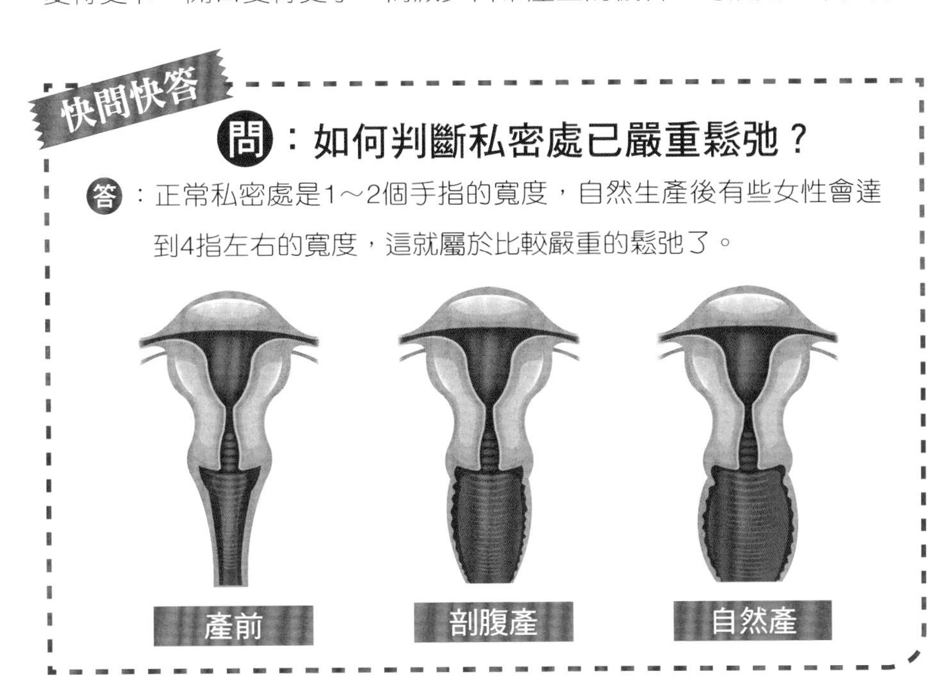

●產後陰道整型術

許多女性在生產後因為陰道鬆弛，性交時常常會「少了那麼一點感覺」，擔心先生會因此出軌。我要提醒現代女性，這絕對不是杞人憂天，而是婚姻生活中必須認真面對的事。還記得生了三胎的藝人小S在即將臨盆時，不諱言對公眾表明「寧願肚上留疤，也不願陰道鬆弛」，足見陰道的鬆緊度與婚姻維繫有著很緊密的依存關係。

自然生產在胎兒頭部娩出前的一剎那，為了讓胎兒順利生產，醫師常常會用剪刀剪開產婦的會陰，事後再進行單純的切口縫合，建議產婦可在此時順便進行陰道整型手術，好處是一次手術、一個恢復期，可達成兩樣（縫會陰+產後陰道整形）治療效果。

以下介紹幾款陰道緊實的整型方式：

1.自體脂肪移植手術

抽取自體脂肪注入陰道壁左右兩側，可增加陰道壁的彈性。手術時間約半小時，術前會先注射麻醉藥劑，術後麻醉藥劑消退時會有些許的腫脹感。術後3天需冰敷陰道口，3天後改熱敷；由於沒有傷口，術後只要腫脹消除，約1週後即可恢復性生活。成效一般約可維持3～4年，實際狀況需視個人感覺及身體狀態而定。

提醒妳：若要在產後進行陰道緊實手術，產前先與醫師溝通，可在生產後直接進行手術。

2.美式緊實術

以針筒抽取大腿或腹部脂肪與結締組織，將脂肪純化後注射到大陰唇上方，再利用特殊擠壓技巧將注入的脂肪擠到陰道壁兩側，達成陰道緊實的目的，同時可使大陰唇外觀看起來更豐潤，並可增加陰道內壁的彈性。手術採局部麻醉，時間約需半個小時，不需除毛，且幾乎沒有疤痕，術後3～7天可恢復性生活。

●陰道整型手術不只要「緊」，還要「美」

臨床上，很多人迷信做陰道緊實手術「越小越好」，因此常看到做完手術後先生「不得其門而入」的案例；另有一些患者的先生常抱怨和切除子宮的太太性交時總有「頂不到底的感覺」，很多人還誤以為是切除子宮時順便拿掉子宮頸的關係，其實這些問題都是因為手術破壞了陰道的原始角度所致。

這些臨床例證都再再說明，性交時陰道的舒適功能是源於她的內徑寬度、深度和角度，一旦破壞了這個定律，不但會影響陰道對性生活的感受，還可能引起鄰近泌尿器官的病症。

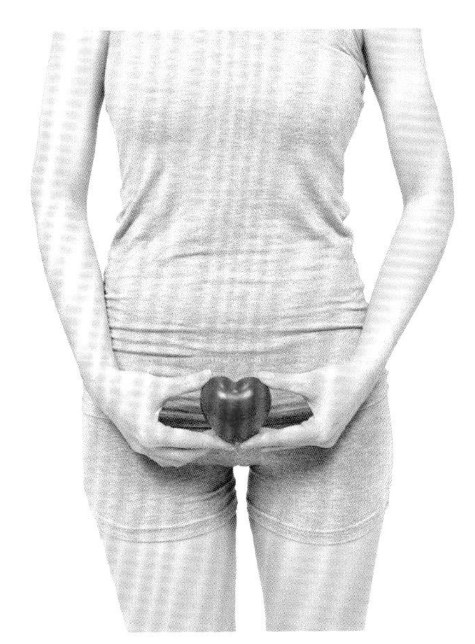

近年，隨著醫學美容盛行，很多人也以「美學」的觀點來看待陰道整型，其實，陰道整型的目的若是為了提升性愛時的舒適度，在制訂整型計畫時就應該以「功能」為優先。

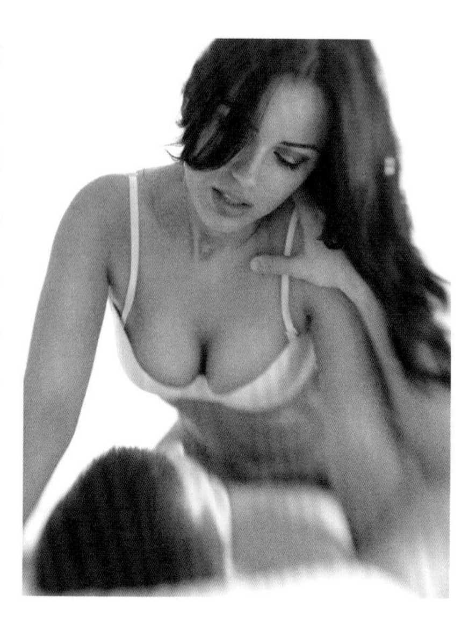

根據研究顯示，女性要求接受陰道整型手術最大的動機是因為先生對性行為不滿意，尤其是抱怨陰道鬆弛。陰道鬆弛的問題有些可能只是心理因素，例如有些男性認為妻子生過小孩後陰道就一定會鬆弛；有些是感情因素，例如妻子突然感覺先生變得冷淡，對性生活不再熱衷，故而自己推想問題是因為陰道鬆弛所造成，於是希望能藉由陰道整型手術找回滿意的性生活，來幫忙挽回變心的先生。

這些抱怨有些具有病理因素，可以構成醫療的理由，有些則屬於心理因素，若為後者，則即便做了陰道整型手術也無助於解決問題。因此，國外一些專業醫療機構在面對要求做陰道整型手術的病人時，會要求夫妻雙方親自到場和醫師討論，才決定是否該做這項手術。在骨盆功能重建醫學裡，陰道鬆弛是存在的疾病，醫師必須詢問來自夫妻雙方的主訴，在詳細了解問題之後，才能根據真正的原因擬定治療計劃。

陰道整型術的執行包含了抽象的性舒適度評估以及精密的手術設計，它不只是一門技術，也是一門藝術，術後如果夫妻任何一方出現性交疼痛、性交困難、異物感、乾澀刺痛感等性功能障礙症狀，都代表手術有瑕疵。

患者要有正確的觀念，陰道整型的目的在於提升性行為時的舒適度，因此手術的「功能」遠比「美觀」重要，若上皮補得再漂亮，但性行為時無法達到舒適的感覺，手術便沒有意義，且不良的手術還可能引起一些泌尿問題或慢性骨盆疼痛症，千萬別為美觀而輕忽醫療的目的！

抹去孕期紋身——精靈電梭改善妊娠紋

妊娠紋與魚尾紋、法令紋等皺紋成因不同，倒是與青少年發育期間身高抽高時所產生的生長紋及體重飆升而出現的肥胖紋三者成因相同，都屬於「皮膚擴張紋」。

妊娠紋、生長紋、肥胖紋，三者生成原因相同，都屬於「皮膚擴張紋」。

●妊娠紋的出現與皮膚真皮層受損有關

妊娠紋發生的機率大約60%～80%，造成妊娠紋的原因雖然還沒被醫界證實，但有研究指出這與孕期變胖的程度及速度有關；也有研究指出，妊娠紋跟遺傳因素有關，這源於有少部分幸運的人孕期即使發胖10幾公斤，但就是不會長妊娠紋。

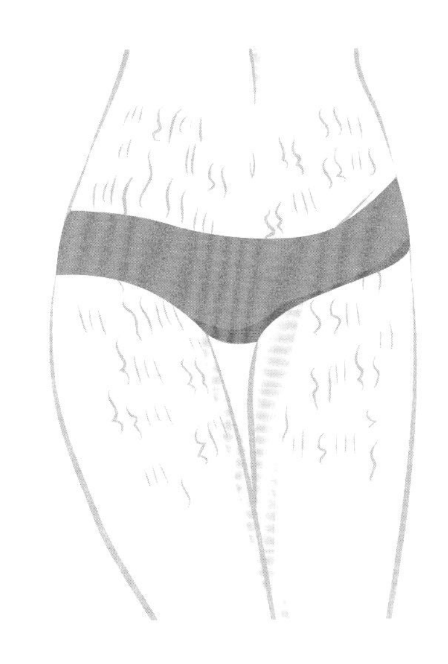

妊娠紋的生成與懷孕時皮膚真皮層受損有關，更明確地說是皮膚真皮層內的膠原蛋白纖維與彈力蛋白纖維因為承受不了孕期腹部皮膚不斷撐大，緊繃到最後出現斷裂受損，所以才形成一條一條的妊娠紋。

哪些因素容易導致長妊娠紋？

1.先天因素（與遺傳、體質有關）

- 皮膚較白的人
- 傷口容易留下疤痕的人
- 自己的媽媽有長妊娠紋的人

2.後天因素

- 年紀小於20歲的年輕孕婦
- 體重過重（BMI＞26）的人
- 有喝酒習慣的人
- 孕期變胖太多的人
- 體內維生素C含量過低的人
- 平日水分攝取過少的人
- 血中鬆弛素太低的人

3.胎兒因素

- 胎兒體重過重
- 胎兒體型過大

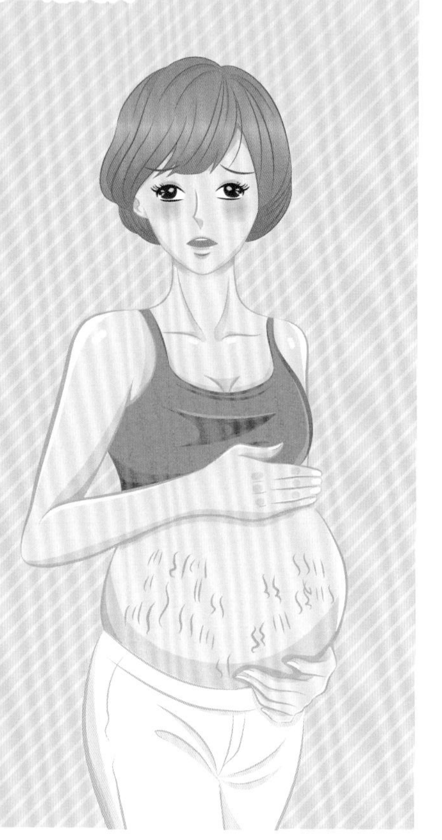

●要怎麼預防及改善妊娠紋？

先天因素因為與遺傳、種族、體質相關，較無法改變，但不想在懷孕時長出妊娠紋，可以從後天因素著手做預防。

孕期注重補充胎兒營養之餘，也要注意自身的熱量攝取，尤其懷孕晚期孕婦食慾大開，很多孕媽咪都在此時體重失控，建議可參考自己懷孕前的BMI值，整個孕期體重增加最好控制在10～12公斤左右，平日要攝取充分但不過量的水分，注意補充維生素C等各種營養成分，或透過按摩腹部等方式也可預防妊娠紋。

精靈電梭

但如果已經出現妊娠紋也不用太過煩惱，可以在產後約2～4個月，待妊娠紋顏色從產後初期明顯的紅紫色逐漸變淡後，便可透過精靈電梭來改善。

精靈電梭運用「電波飛梭+磁力脈衝」雙重技術，將電流傳導至皮膚真皮層，促進膠原蛋白、彈力纖維增生，來達到去除妊娠紋的目的，治療後表面幾乎看不到傷口、恢復期短、返黑率低。實際治療次數需視患者的狀況而定，大部分的人需治療3次，兩次治療之間需間隔4週。

精靈電梭治療後的注意事項：

1.皮膚有輕微紅腫為正常現象，治療後約2個小時可緩解。

2.治療後當天禁止皮膚接觸生水，若要清洗須使用生理食鹽水。

3.治療隔天需加強保濕與防曬，建議使用SPF30以上的防曬乳，1週內需保持治療部位乾淨，禁止去角質、熱水浴、從事水中活動、按摩等。

4.術後1～3天治療部位會有細小結痂形成，不要摳抓，讓結痂自然脫落，可避免留下疤痕。

就是要白回來——產後乳頭、乳暈、外陰美白

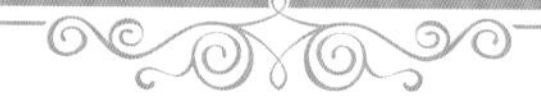

不少女性在懷孕期間臉部會長黑斑，乳頭、私密處、鼠蹊部的肌膚也會變得暗沉，雖然這些問題多數人在產後會隨著時間推移自然淡化，但要熬過漫長的等待時間不說，想恢復到原貌更是難上加難，尤其私密處暗沉、變形更是許多女性的惡夢。

●產後乳頭、乳暈雷射美白

乳頭的美對女人的重要性不言可喻，但乳頭及乳暈的顏色會因為懷孕、哺乳、吸吮及雌激素刺激而變黑，大多數女性都比較喜歡粉紅鮮嫩的顏色吧！若有乳頭變黑的問題，可考慮做雷射美白，其原理是破壞色素細胞，達到美白的效果。

雷射治療前30分鐘會先敷麻藥，之後施行約10分鐘雷射，左右兩邊，包括麻醉時間，每次治療約需1個小時，一次治療可以收到5～6成效果，恢復期約7～10天；建議做3～6次治療。

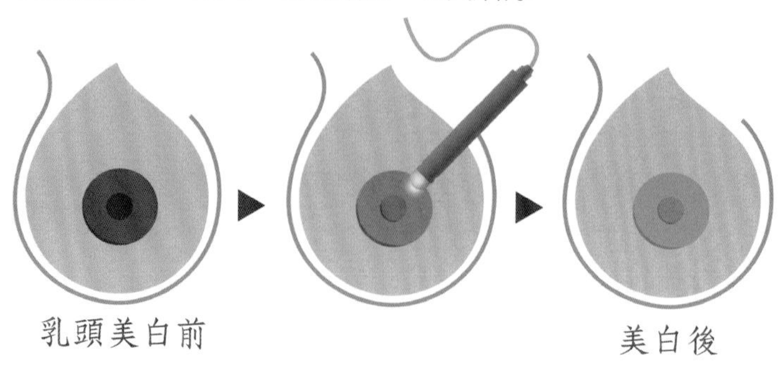

術後用果酸、熊果素和維他命A酸等物質來做日常保養，可延緩乳頭、乳暈變黑的時間。

●產後外陰美白

針對產後外陰色澤暗沉，可選擇波長10600nm的新式二氧化碳雷射AcuPulse治療，能有效刺激膠原蛋白再生，進而改善鬆弛、皺褶、乾癟老化的陰唇。

汽化效果、熱累積及治療深度是選擇雷射療程時的三大標準，AcuPulse獨特的「SP超脈衝科技」能在極短時間內輸出120μm微米雷射光點能量，精準控制雷射光點周圍受熱區域，除了能有效治療，還能大幅減少表皮殘留過多熱能，提升過程舒適度、降低術後返黑率，且術後1個月後美白效果更為明顯。

AcuPulse為非侵入性療程，有無傷口、幾乎無痛等優勢，術後不影響生活作息。提醒產後女性，照顧小寶貝的同時也別忘了照顧自己的私密肌膚哦！

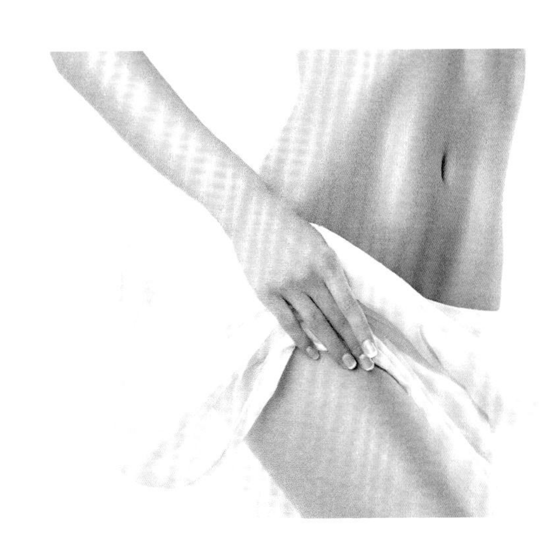

漏尿不再來——產後尿失禁BYE BYE

華人世界女子天團SHE的Ella在臉書上自曝產後長期受到尿失禁困擾，經診斷為「應力性尿失禁及膀胱脫垂第2級」，即使用護墊也難以防護漏尿，有時甚至連褲子都會弄濕，嚴重影響工作、生活，直到接受手術治療後才揮別漏尿煎熬。

不只女神如此，許多產後女性都有程度不等的漏尿（即尿失禁）問題，有些人在產後2～6個月內會恢復正常，如果尿失禁問題超過半年仍不見改善，就應該就醫治療，以免影響日常生活，甚至引發更嚴重的健康問題。

因大笑、爬樓梯等腹壓增加所造成的失禁即稱之為「應力性尿失禁」，指因骨盆支持結構鬆弛及其他骨盆器官脫垂，造成膀胱頸、尿道過度位移，當膀胱內壓力高於尿道壓力時，尿液即會不受自主控制流出。

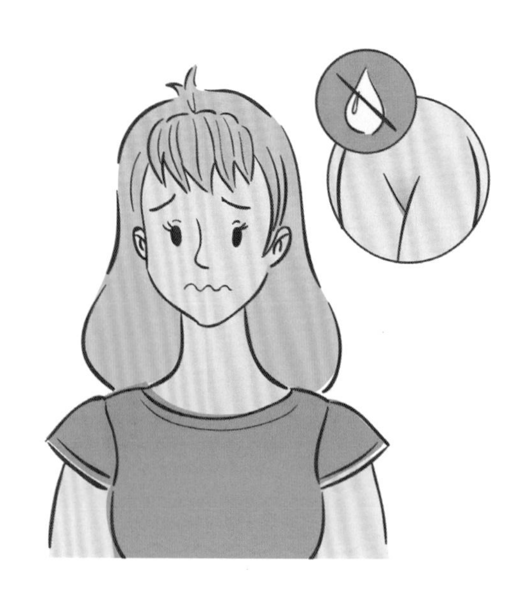

造成產後尿失禁、漏尿，主要是因為懷孕時子宮長期壓迫骨盆肌肉組織，造成骨盆

底肌肉鬆弛，也可能是因為產程過長、產次過近、生產次數較多、孕期體重過重、胎兒體重過重、孕婦年齡較大，或者是生產過程中做了會陰切開術等，有這些問題都可透過手術加以改善。

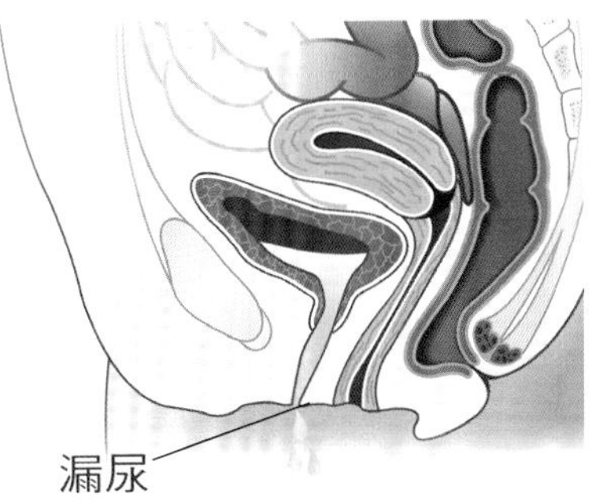

●改善尿失禁的手術

1.膀胱懸吊術

針對應力性尿失禁的患者，目前較多採膀胱頸懸吊手術，將已高度位移的膀胱及尿道藉由吊帶懸吊方式，回復其正常位置，這項手術已成功讓許多女性擺脫尿失禁的尷尬。

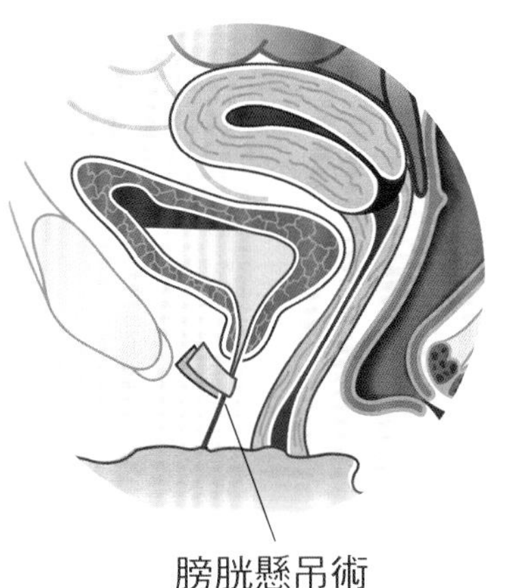

2.陰道前壁修補（膀胱修補）

由於懷孕生產，膀胱與陰道間的筋膜變得鬆弛脆弱，使膀胱往陰道方向脫出，患者通常會感覺腹腔有下墜感或脹痛感，甚至會發現陰道有凸出物，或是有解尿困難、解尿時流速變慢、解尿不流暢，有時也會有尿急或頻尿感等現象，陰道前壁修補術是把突出及鬆弛的筋膜修補好，以增進膀胱功能。

手術需在全身或局部麻醉下進行，步驟如下：

1.首先在陰道前壁劃開一道傷口，陰道壁或筋膜此時被分開。

2.鬆弛的筋膜需用可吸收線來拉緊縫合，縫線約在術後4週至5個月內會被身體吸收。

3.多餘的陰道壁有時會被切除，再用可吸收線縫合。

此術通常會合併其他手術一起做，例如陰道全子宮切除、陰道後壁修補等。

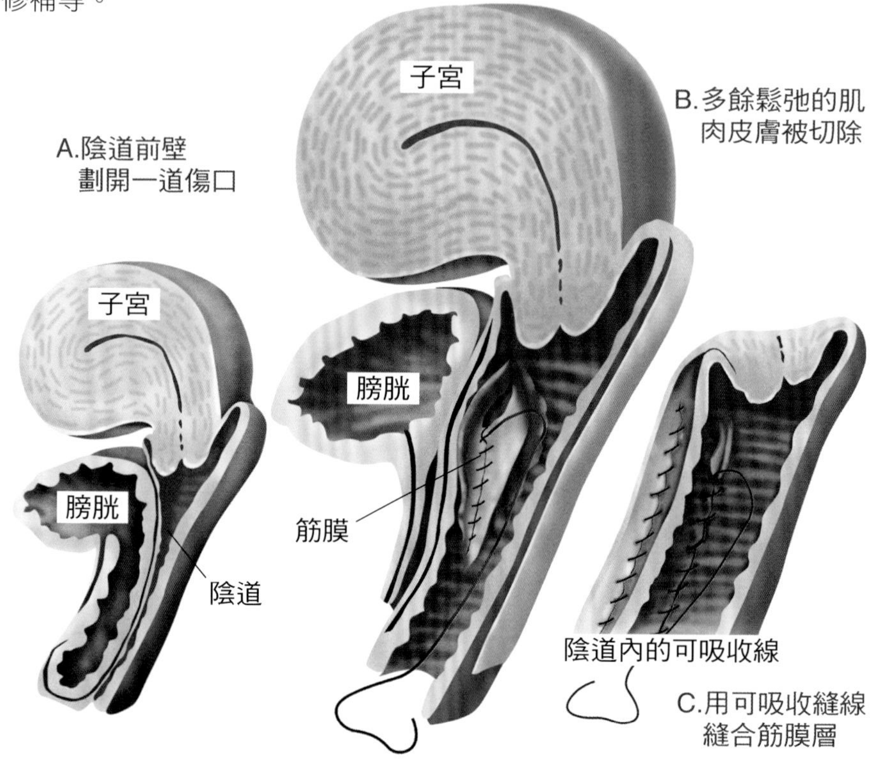

手術須注意事項

1.全身麻醉（舒眠麻醉）。

2.術前需空腹8小時。

3.手術過程約45分鐘，醒來後休息4個小時即可出院，也可考慮住院1天，隔天出院。

4.術後通常可立即進食，止痛或止吐劑會用點滴或肌肉注射的方式給予，也可使用口服藥物。

3.磁波儀復健

磁波儀

磁波儀的作用原理為利用電場產生磁場，藉由可深入骨盆12公分左右的電磁脈衝波刺激骨盆底肌肉，使骨盆肌肉收縮、運動，進而強化骨盆肌肉群，達到治療尿失禁的目的，復健同時可穩定膀胱的不自主收縮，幫助改善膀胱急迫性症狀。比起藥物或手術治療，磁波儀復健具有副作用少、療效持久等優點，對於各種尿失禁的治癒及改善率一般可達到70%左右。

治療時只要輕鬆端坐在治療椅上，治療椅下方的線圈瞬間產出強烈的電流刺激，線圈周圍則產生高度密集的時控式磁場，可深入穿透人體會陰部，活化所有會陰神經與內臟神經分支，刺激強化骨盆底肌肉群，而隨著刺激線圈的電流頻率，肌肉就會產生反復收縮和鬆弛運動，達到重建骨盆底肌與制尿系統的力量與耐力。

磁波儀治療對象以尿失禁、慢性骨盆腔疼痛及膀胱過動症患者為主，另外對於欲提升性欲、治療高潮障礙、性交疼痛等性功能障礙者亦有部分療效。每週治療2～3次，每次僅需20分鐘，18次為一個療程。

醫師的提醒

治療時必須取下身上金屬物品和配件及有可能被消磁的物品，體內裝有金屬性人工物者也不能接受這項治療。

體外磁波儀的特點：

1.非接觸性、非侵入式：不需脫換衣服，只需舒適的坐在椅子上就可治療。

2.安全性高：不會有傷害或污染陰道、肛門的危險，也沒有其他明顯的副作用。

4.雷射治療

人體有自行產生膠原蛋白的能力，雷射的作用原理是刺激膠原蛋白纖維，使膠原蛋白再生，利用雷射治療可有效改善輕中度尿失禁、陰道鬆弛、萎縮性陰道炎。完整療程要做3次，每個月做1次，間隔1～1.5年再做另一個療程。

應力性尿失禁治療方式比較

治療方式	凱格爾運動+電刺激	陰道雷射	無張力陰道吊帶術（TVT）/經閉孔吊帶術（TOT）
作用原理	利用練習會陰收縮運動，可合併電刺激，加強支持與托起膀胱的骨盆底肌肉	利用雷射光轉化成熱能，刺激膠原蛋白重組和新生，使尿道和膀胱上壁肌肉拉緊和收縮，同時也能達到陰道黏膜組織緊緻的作用	經由手術，利用吊帶來強化已經變弱的尿道韌帶
綜合比較	需運動到正確肌肉且需持之以恆才能收效	不需麻醉，恢復期短，安全無副作用，一次治療即可改善，可重複治療以維持效果	需麻醉，術後併發症及副作用機率較高

情趣黑森林——陰毛塑形

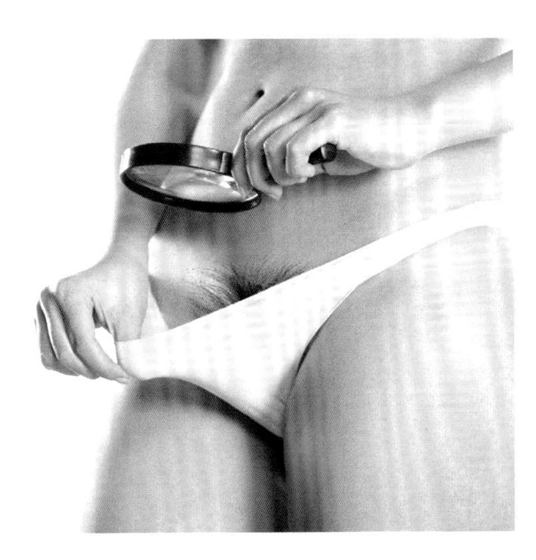

大部分動物沒有陰毛，人類卻有，根據生物原理，科學家推測人類陰毛的作用大致如下：

1.表現性能力：陰毛大約在12～13歲（即青春期時）第二性徵開始發育時長出，陰毛之所以在這時期生長，可能和性能力有關，且陰毛是長在頂漿腺（又稱大汗腺）分布最密的區域，會釋放大量用來吸引異性的費洛蒙。

2.減少性行為時身體的碰撞與摩擦：陰毛大多比較捲曲、蓬鬆，有類似彈簧或避震器的功能，性行為過程中它能使兩人的皮膚不會直接摩擦，也可減少撞擊對陰部的傷害。

3.保護作用：早期人類沒穿衣服，赤身裸體，女性的大陰唇和小陰唇相當細嫩，陰毛能防止日曬、蟲咬及減低外物入侵等傷害，發揮保護外生殖器官的作用。

4.調節溫度、濕度、氣味：不只生殖，外生殖器也有排泄功能，排尿後可能會有些氣味，陰毛能調節溫度、濕度，同時能改善陰部散發的味道，這有點類似鼻毛能調節溫度一樣，當冷空氣進到鼻腔，經過鼻毛作用就比較不會感覺那麼冷。

●陰毛會隨著年齡增長而變白

陰毛是人類的第二性徵，標誌著生殖器官已經發育，但隨著年齡增長，人體器官跟著老化，功能也不能避免的會隨之衰退，陰毛當然也不例外。

陰毛老化主要的表現是脫落變稀少、顏色變白。一般人年過40以後，毛囊色素細胞的酪氨酸酶活性會逐漸減弱，毛幹色素減少，不管原來是哪一種毛色，如同頭髮一樣都會變白，這是一種生理變化，不用太擔心。陰毛如果變白，可使用染髮劑染黑，千萬不要讓灰白的陰毛讓妳在全身上下用心做的保養前功盡棄。

怎麼幫陰毛染色？

1.用少量凡士林覆蓋敏感部位，如外陰、陰唇等，以防止潛在的皮膚刺激；注意，不要將凡士林塗抹在想要染色的陰毛上。

2.將染劑加入等量的保濕洗髮精一起攪拌，直到染劑和洗髮精完全混合，這有助於稀釋染劑，使其降低對皮膚的刺激性。

3.輕輕地將染劑塗抹在陰毛上，注意，不要將染劑塗抹在皮膚上，也不要讓任何多餘的染劑滲入敏感的內生殖器。

4.靜待15～20分鐘，過程中如果感到任何不適或刺激，立即將染料去除。

5.等待時間過後，用清水將塗抹染料的部位充分清洗、擦乾即可。

提醒妳，如果第一次染色沒有達到理想的狀態，至少在間隔1周後再嘗試再一次染色。

你知道陰毛有幾種顏色嗎？

不管任何膚色的人種，陰毛只有黑色、茶色、銀白色三種，以黑色最多見，許多白皮膚人種的陰毛仍為黑色。

●神秘黑森林怎麼整理？東西方觀點大不同

人體的神秘黑森林既然與性愛情趣大有相關，在如今性自由開放的年代，便成為人們為性愛情趣加分的耕耘園地，於是，各種在神秘黑森林雕琢、描繪的技法不斷推陳出新，各顯才華，但綜觀這些戲法，因著人種基因的天生差異，也因東西方文化開放程度有所不同，而顯得大異其趣。

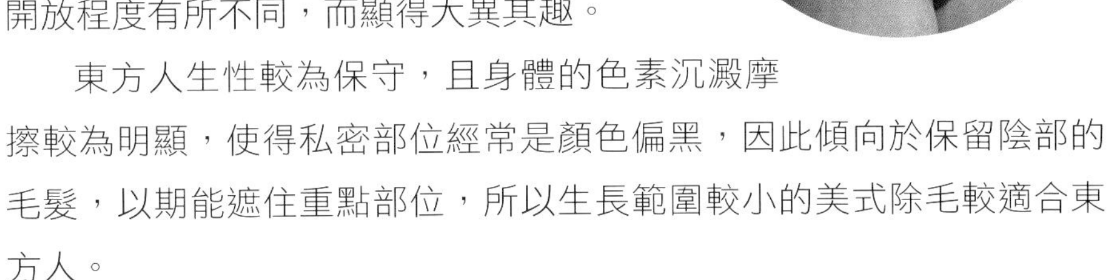

東方人生性較為保守，且身體的色素沉澱摩擦較為明顯，使得私密部位經常是顏色偏黑，因此傾向於保留陰部的毛髮，以期能遮住重點部位，所以生長範圍較小的美式除毛較適合東方人。

如果考慮衛生問題，如經期、解便後的衛生處理等，在接近肛門、大陰唇內側、大腿內側等部位做適度清除，可減輕異味產生。

東方人因為傳統觀念，對於陰毛整理以乾淨、自然為主要原則，西方式除毛是讓陰毛生長範圍縮小（包含肛門周圍雜毛清除）、做造型，愛搞怪的族群可選擇做法式造型（即依本身私密處毛髮量、密度和喜好，選擇適合的圖形在私密處上方做造型），米奇、愛心、火焰等各式圖形，以現在的整型技術幾乎都可以做到。

若喜歡巴西式全除，使陰部外觀一覽無疑，則要考慮妳的陰部結構是否飽滿、大小適當，若符合這些條件，則做巴西式全除可賞心悅目，如果結構不美，表皮皺縮、大小不對稱，陰唇過大、過長，要當心做巴西式全除後伴侶見了若性趣盡失就得不償失了！

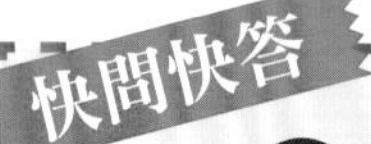

問：刮除陰毛後多久會長回原狀？

答：快則4～6週，慢則1～2個月，也就是和頭髮生長的速度差不多。

●除掉陰毛等於剃去了性感

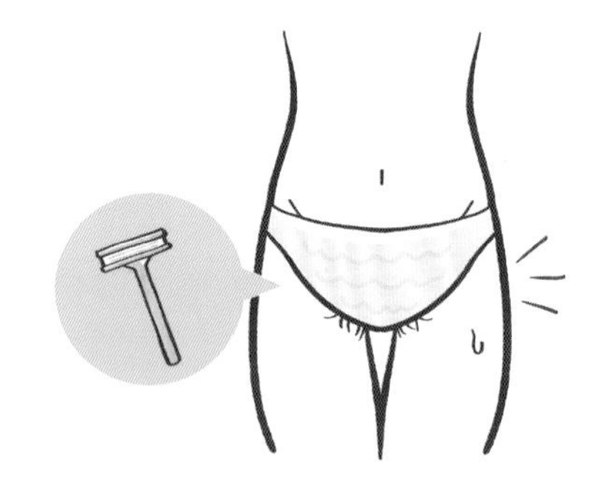

1960年代中期，比基尼泳裝、內衣等輕薄短小的衣著開始在大部分西方國家流行，在健美活動場合也十分常見，但下身僅著一小塊布，常常使陰毛外露，令穿者感到困窘，所以必須把會露出在外的陰毛剃掉，流行日久，現在許多女性也會把露在小褲外的陰毛剃除。

近年，西方國家開始流行剃陰毛的風氣，在歐洲裸體模特兒的照片中常看到把陰毛全部剃光，也有些人把陰毛剃短並作造型，她們會找美容師、婦產科醫師把陰毛剪成小三角形、心形、長方形、僅在頂端留下一個小方塊等各式新奇造型，煞是有趣！

●不需要因為衛生理由剃除陰毛

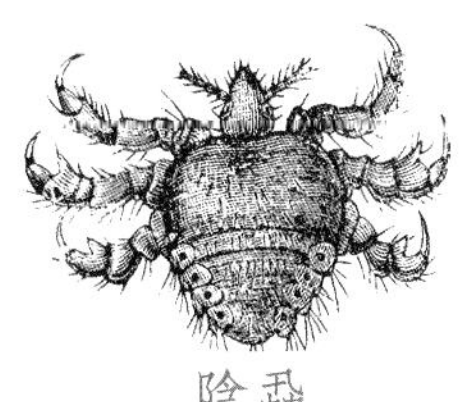
陰蝨

最近有些女人也開始追逐流行而興起把陰毛全部剃除，問她們為什麼？得到的答案是：比較衛生。針對這個問題，身為醫師的我要告訴妳，跟陰毛相關的病症只有一種叫陰蝨，陰蝨常得自風月場所性交感染，長陰蝨屬於疾病的一種，一般婦女得病的機率微乎其微。陰蝨會躲在陰毛根部，治療期間必須把陰毛剃除，其他正常情況下陰毛和衛生沒有關係！

根據一項非正式調查，90%的男人看到女性陰毛會立即產生性慾，並且認為女人的陰毛越濃密越好。所以追求性感的妳在剃除陰毛前請三思，因為剃掉陰毛等於剃掉了性感，最近還開始流行女人去植髮診所植陰毛哩！

醫師的提醒

除非經常穿丁字褲或比基尼泳裝，且有嚴重露毛的情況，否則，不論是依衛生或性感考量，都沒有剃除陰毛的必要，不需因為想跟隨流行而一窩蜂地去把陰毛剃除。

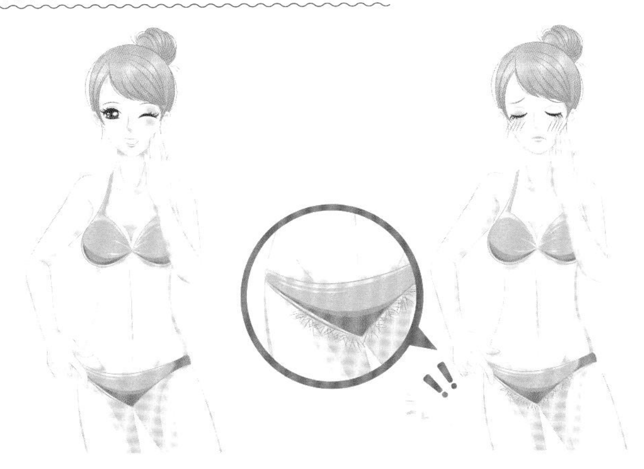

植陰毛的毛從哪裡來？告訴妳一個不為人知的秘密！

女性陰毛大概在12歲時開始長出，男性約15歲，到了20歲發育完成。無陰毛者有九成原因不明，可能是性荷爾蒙發育不全，另外一成，像透納氏症候群等遺傳病也會導致不長陰毛。

若因陰毛稀疏，想藉助外科手術植陰毛，必須用自己身上的毛，不能是別人的，否則植入的毛髮無法存活。全植需700～1000株，每株約150元，手術時間約需4個小時。

還要告訴妳一個有趣的秘密，你知道植在陰部的毛從哪裡來嗎？答案是「頭髮」，很令妳驚訝吧！那用頭髮植的陰毛會一直變長嗎？答案是「不會」。植毛後的前3個月，植入的毛一如原來的頭髮會長長，三個月後掉毛，自毛根再重新長出來的就和原來的陰毛完全一樣，具有柔軟捲曲的毛質，且長到和原有陰毛一般長度時就不會再長了，很神奇吧。哦，讚美上帝，感謝上帝！

●各式除毛方式比較

狐臭不只發生在腋下，私密處也會有異味，若長期受此困擾可考慮除毛，以下將各式除毛方式做一比較。

雷射除毛

雷射除毛為永久性除毛，做法是用雷射從根部徹底破壞毛囊幹細胞，通常連續做6～10次之後就能接近永久除毛的效果！

雷射除毛的優點：

1.雷射能量均勻集中，無痛、無傷口、治療處不返黑。

2.雷射光只對毛囊作用，可避免傷害到肌膚。

3.徹底清除毛根，不會留下小黑頭。

4.藉由雷射能量破壞體內的黑色素活性，能同時淡化膚色黯沉的問題，使肌膚亮白緊緻。

5.搭配具有止痛和保護皮膚的雙冷卻系統，打完之後肌膚立即冷卻，不會有不適感。

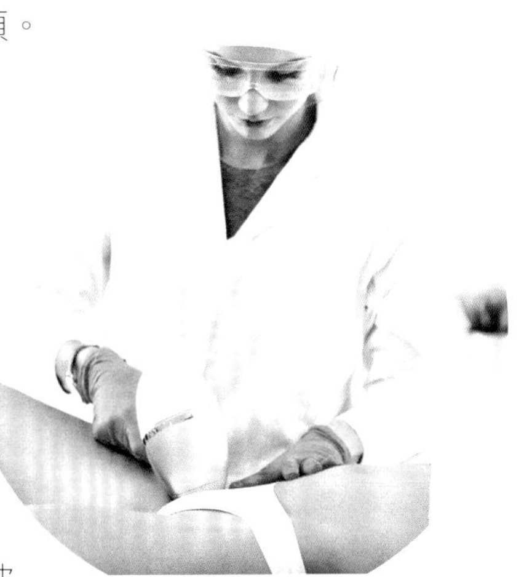

亞歷山大雷射除毛

長效型的亞歷山大紫翠玉雷射波長755奈米，除毛效果非常好，施作一次能除掉15%左右的陰毛，但因為人體會持續製造荷爾蒙，4～6週後部分陰毛會慢慢再長出來，需要再做後續療程才能徹底除毛。

雷射除毛主要是作用在黑色素聚集處，東方人皮膚色素較西方人多，手術效果比較明顯，用在西方人身上效果比較差。曾有西方金髮白人做5～6次雷射後至少還剩下一半陰毛，若是東方人，同樣的療程大概可除去8～9成，東方人一般施作6～10次就可以徹底除毛，所以西方人比較喜歡以蜜蠟脫毛。

蜜蠟脫毛

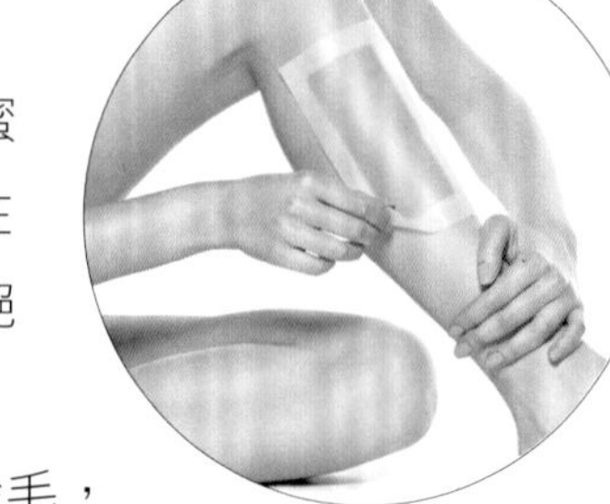

蜜蠟脫毛為暫時性除毛，做法是將蜜蠟均勻塗抹在欲脫毛處的皮膚上，然後在上面蓋好貼布，按壓後撕起，利用蜜蠟絕佳的黏性將毛髮連根拔除。

蜜蠟脫毛適合手臂、腿部等大面積除毛，一次除毛效果約能維持1～2個月，這種除毛方法雖然效率高，卻也容易傷害皮膚，其缺點說明如下：

1.只能暫時除毛，無法破壞毛囊，一段時間後毛髮還是會再長出來。

2.疼痛程度高，過程中容易使皮膚流血、破皮，造成細菌感染、皮膚炎等問題。

3.化學合成的蜜蠟容易對皮膚造成刺激並產生色素沉澱。

4.往下撕開時，毛根容易斷留在毛囊內，形成毛髮倒插，引起毛囊發炎。

5.如果清潔衛生沒做好，容易長出摸起來有顆粒狀的肉芽腫。

6.極有可能產生開放性傷口，嚴重的話可能造成蜂窩性組織炎。

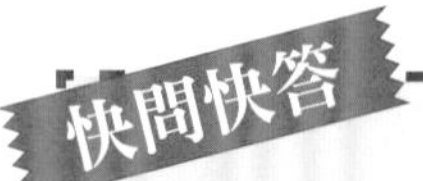

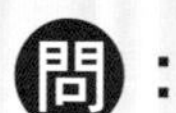

：剖腹產或自然產前需要先做蜜蠟脫毛嗎？

答：不需要，在剖腹生產之前，開刀房的護士會用刮鬍刀替產婦把腹部傷口周圍的體毛剃除，但無需把陰部（如大陰唇）的毛剃除，自然生產則僅需要刮除會陰及大陰唇下半部的毛，無需全部剃除。

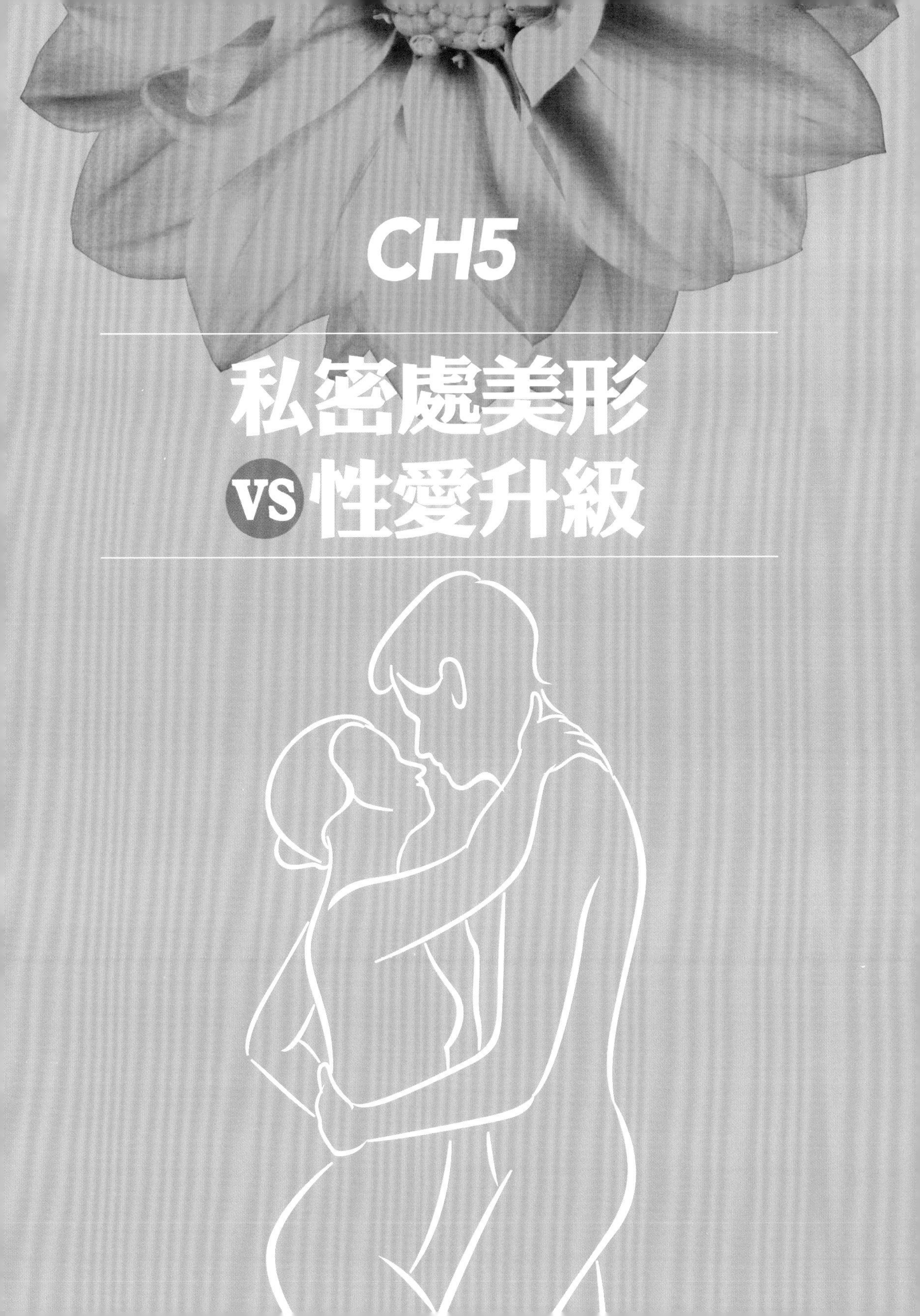

CH5

私密處美形 VS 性愛升級

最近有多位年齡在45～50歲之間的女性，主動來門診要求我替她們做陰道整型手術，問她們是基於什麼理由？都說自己確切的感覺到和十幾年前相比，最近陰道尺寸大大地寬鬆了，做愛時越來越沒有快感；問她們老公對整型的意見如何？她們的回答多是：「和老公討論過，他也認為能夠再緊一點比較好！所以就經朋友介紹來找你，因為聽說你做過很多這類手術，經驗很豐富。」再問她們，「台北市不是有很多知名的整型診所嗎？」她們回答：「因為你是婦產科醫師，天天看女人，對於女人私密處的構造和心理應該比較清楚！」

聽罷此言，我不禁從內心暗自佩服這些女性的智慧！是的，不是只有自然產（從陰道分娩）的女性才需要做陰道整型，21世紀的今天，女人為自己的性愛情趣求助陰道緊縮整型的大有人在，從醫30多年，不得不為這些新時代女性喝采！

從陰部可以看出妳的年齡

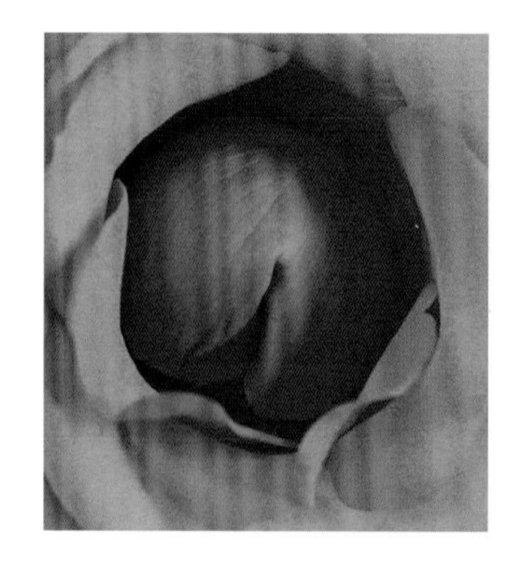

陰道皮下的膠原蛋白厚度和臉部一樣，在25歲時達到顛峰，隨著年齡增長逐漸流失變薄，在臉部肌膚下垂的同時，陰道皮膚同樣也會變鬆弛，漸漸失去彈性！

女性體內的女性荷爾蒙分泌也是在25歲時最旺盛，換句話說，此時陰部荷爾蒙濃度最高，大陰唇、小陰唇皆飽含豐富的膠原蛋白，皮下組織密佈的血管血流順暢，陰毛黝黑，根根昂首亮麗，像是一片鮮嫩的綠草長滿整個山丘。

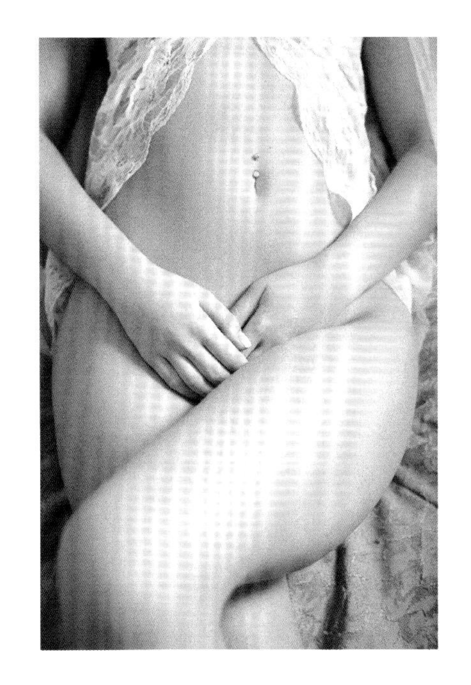

但隨著歲月流逝，荷爾蒙的分泌逐漸減少，大陰唇逐漸萎縮，失去豐滿彈性，不再厚實，陰毛也會變白、日漸稀疏，所以，要維持陰部美形，需及時補充荷爾蒙，因為從根本上治療才是最有效的。但很多人因為被錯誤的口耳相傳或受網路謠言影響，對服用荷爾蒙有錯誤認知，以致寧願忍受更年期不適，也不願接受醫師的建議，以下提出更年期服用荷爾蒙的正確觀念：

1. 服用荷爾蒙不會致癌，廣為流傳的「致癌說」是錯誤資訊，不要聽信也不要傳播，免得害人又誤己！
2. 服用荷爾蒙後胸部會稍微脹痛、變大，下腹悶脹，陰道透明分泌物也會增加，這些都是正常現象，原因在於人體已多年隨著荷爾蒙日漸減少，使得乳房逐漸萎縮，陰道壁也愈來愈乾涸，經過再度補充荷爾蒙後，身體如久旱逢甘霖，肌膚變豐潤、乳房產生膨脹感是正常的。
3. 補充外源性荷爾蒙後由於肌膚變得較為豐潤，體重增加2公斤以內是正常的，若過度增加則可能是飲食過量引起的，要自己控制飲食或是加強健身才能避免體重失控。

荷爾蒙對女性陰部美形的重要

女性體內有女性荷爾蒙（雌激素），也有少量的男性荷爾蒙（雄激素）。女性荷爾蒙的分泌在25歲時達到最高峰，這時期的女人如花綻放，乳房最突出豐滿、臀部最多脂肪，身材凹凸有致，皮膚也顯得細緻滑嫩，陰部的大陰唇也格外豐滿、小陰唇粉紅鮮嫩，陰道膠原蛋白豐富而有彈性，做愛時能汩汩流出充沛的愛液！男性荷爾蒙則讓女人長出濃黑的體毛，並開始刺激大腦的情慾中樞，使女人產生情慾，想要親近男人，得到男人的撫慰。女性荷爾蒙則外顯在肢體上便出現婀娜多姿、韻味十足的體態，細緻滑嫩吹彈欲破的肌膚及嬌嗔甜膩的聲音語調。

但隨著年齡增長，荷爾蒙分泌日漸減少，身體各處的皮下膠原蛋白都逐漸流失，皮膚變得鬆弛、產生皺紋、喪失光澤！不可避免的，女性的陰部皮膚也和臉部肌膚一樣會退化衰老，使陰道變得鬆弛、大小陰唇皺縮、陰毛稀疏，所以想做陰部美形的美魔女們要記得，做陰道整型之外還要適量補充荷爾蒙，才能達到最佳改善效果！

陰部美形可使用的局部塗抹型女性荷爾蒙：

1.愛斯妥凝膠：可塗抹在大腿內側皮膚。

2.普力馬林軟膏：可把軟膏推進陰道內使用。

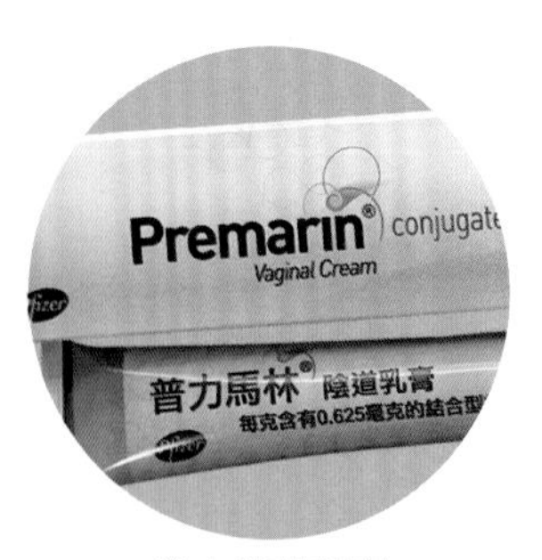

普力馬林軟膏

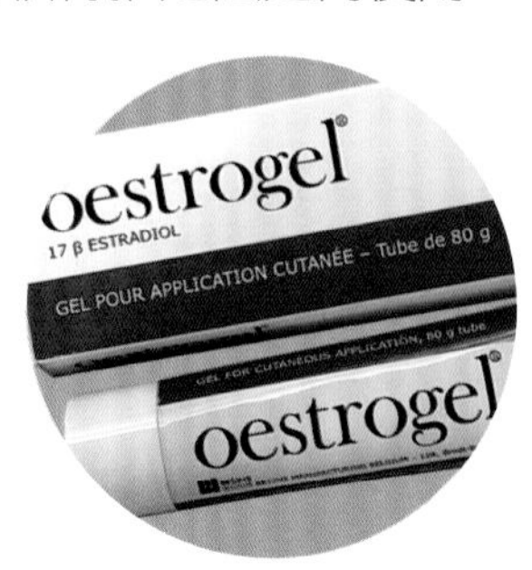

愛斯妥凝膠

規律的性生活能降低更年期症候群發生的機率

女性在更年期過後若能維持穩定的性生活，可避免生殖道萎縮，雖然陰道的黏膜會隨年齡增加而變薄、萎縮，但若能維持一定次數的性生活，仍能促使其分泌足夠的黏液來潤滑陰道。因此，更年期過後若能維持每週一次的性生活頻率，可減緩血中雌激素降低的速率，當然也可降低更年期症候群發生的機率。

女性更年期後的一些生理變化，如月經不調、情緒波動、陰道不夠潤滑等，的確會影響性生活的舒適感，但逃避性生活只會讓情況更糟，如果能嘗試以潤滑劑、性玩具、新的性愛體位或者自慰等方式來提升性慾，有助安然度過這段時期。

但隨著年齡增長，性生活的障礙不可避免的也會隨之增加，例如：性交疼痛、性慾降低等，這些情形可採用女性荷爾蒙補充療法，也可配合使用睪固酮或使用陰道潤滑液，都能有助降低性交障礙、激發性慾，協助改善性生活品質。

另外，性生活的時間也不一定要在睡前，這段時間身體經過白天的勞動會比較疲累，使性慾降低，改在白天行房也未嘗不可，至於性交姿勢應就雙方的身體狀況，選擇最舒適的體位，無需勉強。當然，伴侶若有生理或心理上的性交障礙，應盡早尋求醫療協助，以免錯失黃金治療期。

男人是視覺動物

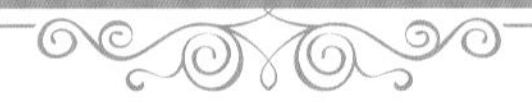

有科學研究顯示，超過80%以上的人主要通過視覺來感知世界，男女都一樣，各年齡層也都一樣，只不過，男人是通過視覺來感知女人的性魅力，然後展開追逐的行動。基於這樣的原因，妳就能明白為什麼男人總是喜歡偉胸、豐臀、高個、長腿的女人了！

大胸部和大屁股暗示著更強的生育能力，身材高䠷、腿長則意味著健康和充滿活力，這些特徵刺激的是男人的繁衍衝動，所以男人總是喜歡跟在辣妹身後跑，不是因為誰要他們這樣做，純粹因為那就是他們的生物本能。

性保守的時代已經過去了，女人們想要征服男人，不要再忌諱從外觀上著手，做為女人，擁有豐美的體態，優雅的氣質，再加上能展現性

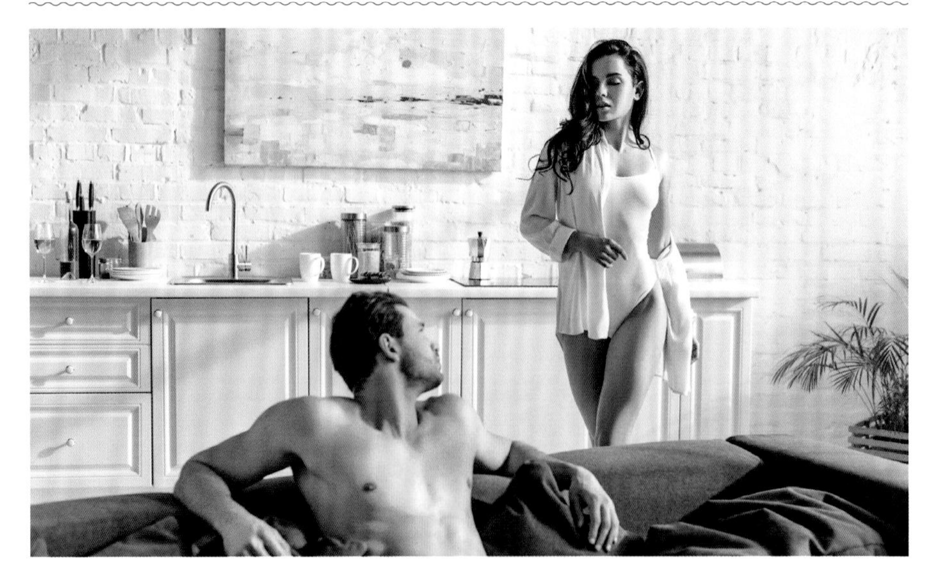

感的自信，在情感路上絕對會比別人多出許多的機會和勝算。

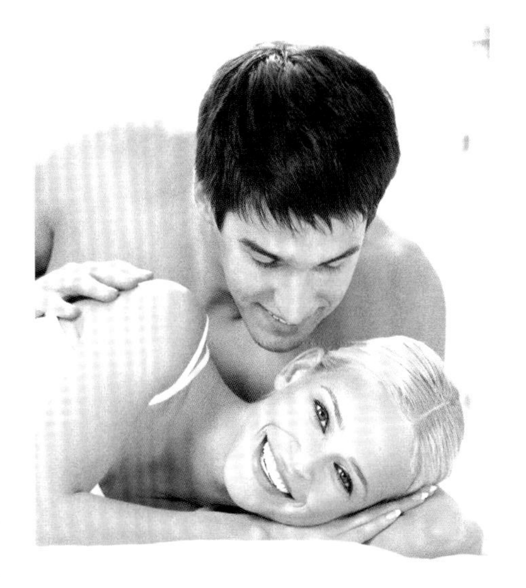

另外，要掌握男人的心，女人更要懂得如何掌握男人的性慾，舊話說，「要掌握男人，先掌握他們的胃」，那是物質稀缺時的舊時代需求，現代人豐衣足食，要吃什麼外送隨時都能上菜，女人若只掌握住男人的胃，根本討不到便宜，要知道，姣好的外表最能吸引男人的眼球，當然，女人的第二張臉——私密處，也要隨時保持最佳狀態，這樣一來，妳就能輕而易舉在床上掌握他的情慾，從此男人要變心就很難了。

已結束八年婚姻的女星何妤玟，曾在節目中吐露婚姻苦楚，第二胎自然產後開始變得頻尿，她坦言自己曾做過私密處緊實雷射手術，試圖提振老公的性趣，無奈效果不彰。女人面對這種情況，除了先要把身體的問題處理好，也要曉得攻心為上的道理，以下提供掌握男人情慾的關鍵策略，幫助妳悄無聲息地走進他的內心世界。

1.男人也需要被溫柔對待：一般人都認為男人很強大，似乎沒有什麼事能打倒他們，其實，男人儘管內心堅強，但總有脆弱的時候。生活的壓力、職場的競爭、家庭的瑣事……，都讓男人渾身傷痕累累。有些女人不懂理解男人內心的痛苦，總會因一些生活小摩擦便與男人爭吵，並且絕不放低自己的姿態，總要男人先低頭認錯。要知道，男人也喜歡聽女人的輕言軟語，經常給他一點讚美，他會對妳感激在心！

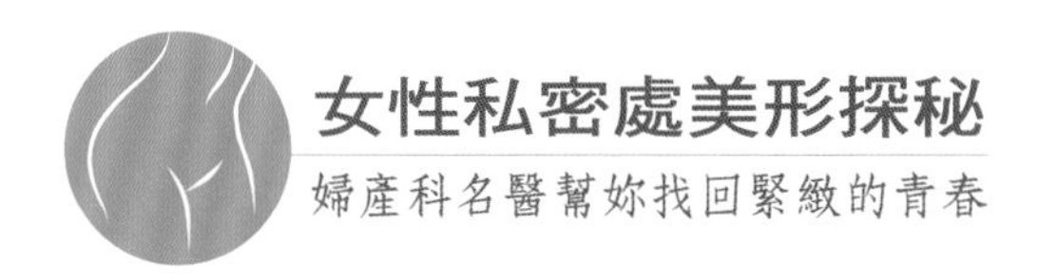

2.男人的性能力需要得到讚揚：現今極大的生活壓力讓不少男人在性生活中屢遭挫敗，因此很多男人都會對自己的性能力感到憂慮。**要讓男人減少性焦慮，就必須讚揚他的性能力**，如果男人無法得到如預期的讚美，就會更加失去信心。讓男人得到鼓勵會讓他變得更有自信，也就會更加努力地展現自己的男性實力，從而使女人在床上獲得更多的快樂。

3.女人在床上要主動一點：男人雖然在人生舞台上喜歡擔任主角，尤其是在床上，但他也希望女人能積極配合。不少男人表示，如果女人在床上能主動一點，便會勾起自己內心強烈的慾望，表現自然會更好一點。因此女性無需礙於傳統的內斂羞澀，盡可以主動表達對性的渴望，告訴他妳希望他怎麼做，也可以採取主動的方式，讓男人享受被愛的感覺。

4.性感的穿著有助點燃慾火：不可否認，女人的性感穿著往往能提振男人對於情慾的火辣程度，有的男人甚至看著女人的性感內衣、絲襪，不自覺就會興奮起來。

5.呻吟是女人對男人努力付出的必要回應：女人的呻吟聲是給男人在床上努力付出的最好回饋，這對男人而言是很大的鼓舞，會帶給他很大的快樂和享受，所以，女人在做愛時盡情發出嬌喘的呻吟聲是一定要的！

女人們切記，當男人愛撫舔吻妳的身體，讓妳享受時，妳務必要很自然的發出呻吟聲，千萬不要悶不吭聲沒有回應，如果癱在床上跟條死魚一樣，男人的興致很快就會消失殆盡。

6.讓自己看起來很「可口」：性感的女人保養肌膚必須全身都照顧到，從腳底、趾頭，至前額、後背，都要無微不至，把自己用心保養得美美的。除此之外，現代人由於性觀念及性行為漸趨開放，口交舔陰盛行，美眉們為了不讓色素沉著的陰部嚇到男伴，若有相關問題，可選擇進行陰部鐳射美白。

7.對性愛保有熱情：這個策略很重要，這可以讓男人驚喜地發現女人也能像自己一樣對性愛瘋狂，甚至比男人的需求更強烈。一個正經八百的女人肯定對性愛歡愉不利，過分放浪瘋狂也不必要，男人需要女人有個健康正常的性態度，事實上，做愛是用最少經濟成本就可以獲得最高效益的事，做愛的樂趣唾手可得，不只能創造源源不絕的快樂，還能增進生活情趣，使生命變得多彩多姿，充實且有意義！

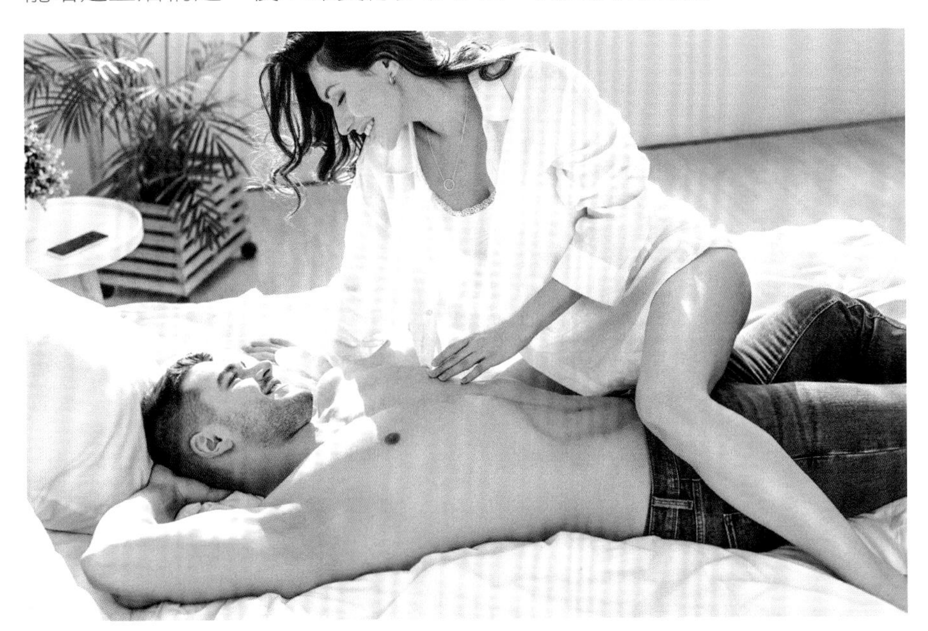

男人的陰莖是有記憶的

女性性高潮來源於陰道括約肌強烈收縮，再刺激性感帶，若是恥骨尾骨肌收縮不夠強烈，或是在生產時受到創傷又沒有做好修補，產後就不太容易在性交時享受到高潮了。

男人與女伴初次性交，對於她的陰道鬆緊度通常會感到滿意，那是因為沒有比較，但是當女人的陰道在生產之後變寬鬆了，男人應當會感覺出來差異。

男人的陰莖是有記憶的，在有比較的情況下，他當然能感知女人陰道的鬆緊度。如果男人在結婚前交往過其他女性，他很自然會在性交體驗中感覺不同女人陰道鬆緊度的不同狀態。當然，做愛時男女雙方的感覺受到多方面因素的影響，譬如感情、環境、女伴的反應、動作上的默契等等，不能單純由陰道的鬆緊度來決定，但平心而論，**單獨就陰莖的感覺來說，多數男人會喜歡陰道緊一點，因為這樣在抽送時感受會比較深刻！**

其實在做過愛之後，女人的陰道對男人的陰莖大小長短也是有記憶的。陰莖較粗，陰道比較有充實飽滿感；陰莖較長，深度抽送時感覺會格外深刻，令人倒吸一口冷氣。女人如果在婚前曾交往過不同的男人，在她心裡一定會分別留下深刻印象，且會有所比較。根據一項調查，多數的女人偏好粗大的、長的陰莖，因為陰道可以把陰莖包裹得更緊；換個角度說，做愛時女人也喜歡陰道比較緊的感覺。**總結一句就是：陰道是緊的好，陰莖是大的好！**

女人的情慾來自於大腦

一般人以為情慾來自於肢體的親密接觸，其實不然，那只是情慾的觸發，真正的情慾產生於大腦，當女人的眼睛看到心儀的對象，或是看電影時看到激情床戲，這些訊息會透過視覺傳進大腦，接著會產生情慾，大腦再傳出信息給陰蒂，造成陰蒂勃起，使陰道分泌愛液；另外一個途徑是由末稍的快感神經將感覺往中樞傳送，這個模式也會誘發情慾。

雌激素與雄激素的共同作用決定著女性的性慾，它們通過刺激大腦釋放神經傳遞素誘發慾望，從根本上說，神經傳遞素決定著我們的心境、情緒和態度。

自慰時用手指搓揉陰蒂，快感也會從陰蒂傳回大腦，接吻、和心儀的男人互相愛撫，快感也會經由皮膚觸覺傳向大腦，所以性慾也可以由

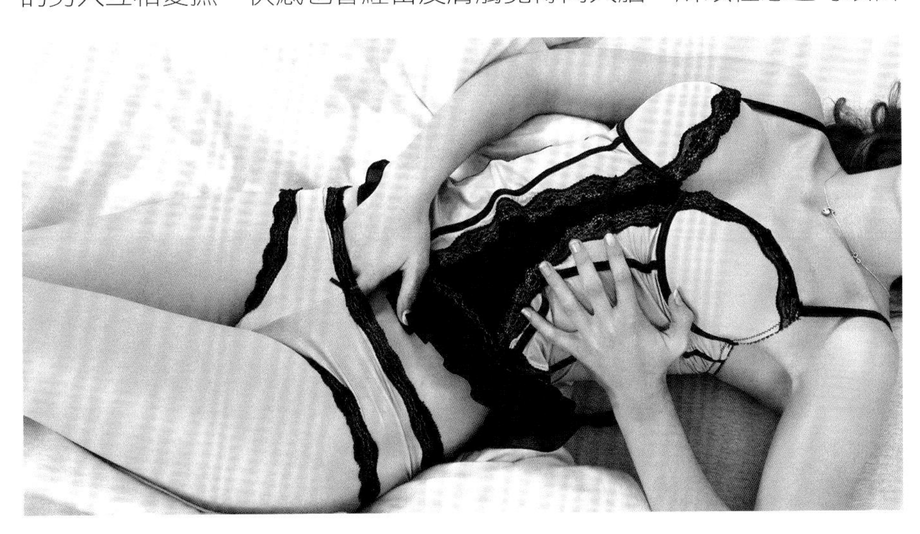

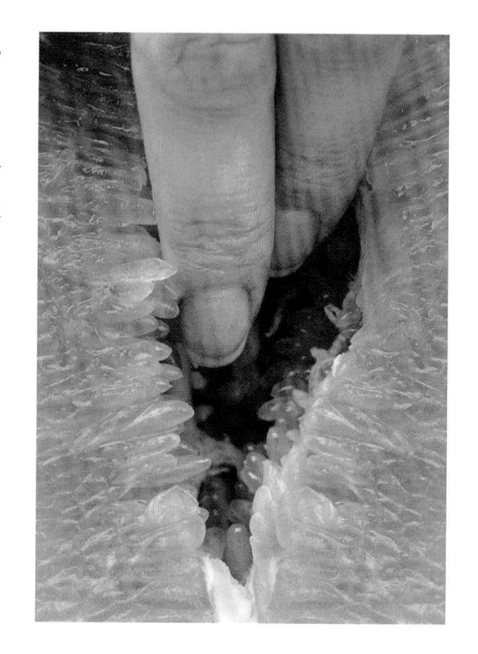

陰蒂的自慰動作來觸發，甚至於配合大腦的想像達成高潮。

人類的性需求是與生俱來的，就跟吃飯或呼吸一樣，是人類最基本的需求。當妳肚子餓了會去找飯吃，渴了會去找水喝，但為什麼當妳有性需求，或是說出妳有這樣的需求時，在保守的觀念裡會被當成邪淫？

這無疑是舊社會男性沙文主義壓抑女性的一種表現，他們認為自己的性需求與自慰是理所當然，但女性卻應該無慾無求，他們將女性有性需求看作是一種不恥的行為，如今看來，這是非常不智的。

無論男女，每個人都有享受性愛的權利，更不用說單身的妳，即使妳已婚，或是有固定性伴侶，都可以坦然面對有慾望並不可恥，並且是再正常不過的事，因為這些都是人類最基本也是最自然的反應。

如果性交時經常無法達到高潮，也可以經由自慰時探索身體的敏感部位來改善，女性在自慰時練習運用骨盆底肌肉，會使做愛時更容易達到高潮。陰蒂有8千多個神經末梢，受到刺激後能得到無法形容的愉悅感；事實上，多數的高潮是經由陰蒂刺激，而非陰道插入實現的，這應該與多數人的認知有所不同。

自慰是上帝賜給人類獨有的天賦，所有的哺乳類動物只有人類會手淫，應該也只有人類會性幻想吧，感嘆上帝！

喚起性慾的功臣——雄激素

許多人都不知道女性體內也有雄激素（男性荷爾蒙），且女性大腦內的情慾中樞必須經由雄激素刺激才能誘發，這是千真萬確的事，有趣吧！

適量的雄激素在女性身上可喚起性慾與亢奮感，使人正向思考，提升規劃和整合能力、強化肌肉、增加體力，分泌過量則會造成多毛、痤瘡（青春痘）、多囊性卵巢症候群、不孕、男性化等症狀。

所以更年期女性為了延長青春，在使用女性荷爾蒙的同時，也應該每天補充少量的黃體荷爾蒙及男性荷爾蒙，黃體荷爾蒙能抑制子宮內膜過度增厚，男性荷爾蒙可促進性慾，保持活力，使情緒保持正向，減少憂鬱情緒。所以，完美的回春處方除了服用女性荷爾蒙，還要加上少量的男性荷爾蒙，使女人無論在生理及心理上，都能維持在青春時期的高檔狀態。

尤其熟齡後仍要繼續維持性生活，且要如同在年輕時一樣充分享受性愛，而更年期後想要在做愛時陰道能分泌足夠的愛液，就必須同時使用少量的男性荷爾蒙，它能使妳的性慾像年輕時一樣旺盛，尤其是女人比男人年齡大的情況更是需要。畢竟，完美的性生活除了充沛的荷爾蒙之外，強烈的性慾是絕對必要的。

（以上參考《親愛的荷小姐》，王馨世，天下生活）

陰道修補手術 讓妳重拾閨房樂趣

生過小孩的女性，不管是否為自然產，懷孕時由於寶寶胎頭的擠壓，必然會使陰道鬆弛，自然產時會陰也會裂開，尤其在性高潮扮演重要角色、陰道三分之一處的恥骨尾骨肌（具有陰道括約功能）的收縮力將大為減弱，這使得行房時男人的陰莖如入無人之境，大嘆：「她抓不住我！」女人也大嘆：「我抓不住他！」久而久之，夫妻感情變調，甚至出軌者也大有人在。

女性高潮的「享受感」要比男人強許多，男性高潮時間歷時約8秒，女性可達20秒以上，女性如何在短短幾秒鐘之內衝上雲霄，享受多重高潮，恥骨尾骨肌的功能不可忽視。簡單來說，**女人的性高潮始於陰道括約肌的強烈收縮，再刺激性感帶，若是恥骨尾骨肌收縮得不夠強**

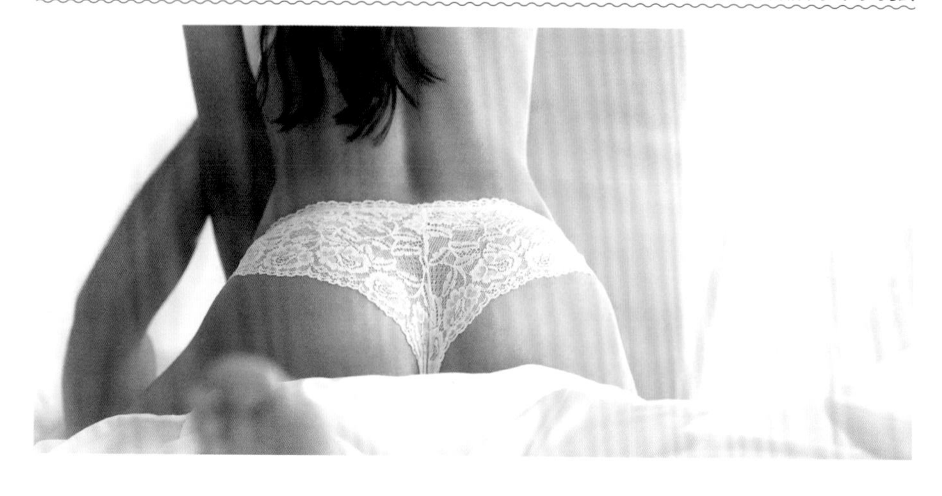

烈，或在生產時受到創傷，產科醫師又沒有及時做修補，日後要享受性高潮就不是那麼容易了。

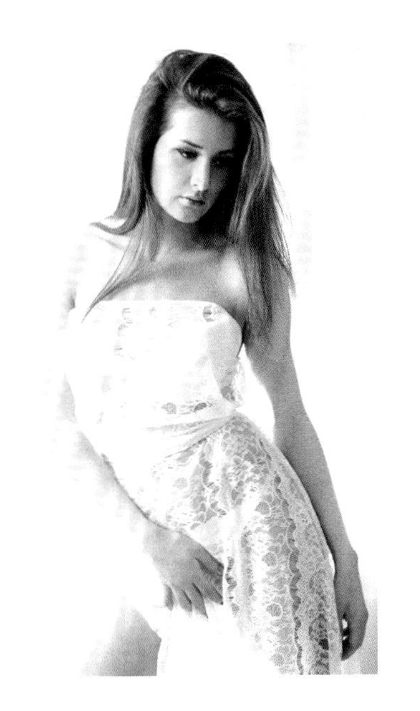

高潮來襲時恥骨尾骨肌會以每0.8秒的間隔收縮一次，產生反應後，子宮也會出現以每0.8秒的頻率上下「抖」動（子宮高潮）的狀態，這一系列的收縮抖動就是高潮來臨。若是妳做愛時沒有上述感覺，可以練習以下動作：把3支手指頭放入陰道內，接著讓陰道收縮，使手指頭可以感受到收縮的力量，尤其是30歲以上的女性，一天做2次，一次15下，連續做兩週，可以幫助妳更容易體驗到性高潮的樂趣。

但有些上了年紀的女人，即使每天做也會因無法自主控制肌肉收縮而失效，這時就需要藉助陰道整型術來加以改善，不過，有些醫師誤認「陰道整型術只是把陰道縫窄一點而已」，錯了，如果僅如此做非但無效，而且「用」沒幾次就會「故態復萌」，依然只能高唱：「我抓不住他！」

過去，女性做陰道緊縮手術多半是為了滿足男人的性需求，但我在門診的觀察發現，最近有越來越多女性是為了滿足自己的性愛享受而前來做手術。

我問這些女性，她們是因為什麼原因及需求來做陰道緊縮整型手術，且為什麼都主動要求把陰道做得越緊越好，對於患者的這個要求，過去醫師會問她們男人的陰莖大概多粗，並以此來做為手術的參考；最近問這個問題得到的回答多是：「是我自己想要讓陰道更窄、更緊，讓做愛更有感覺，不是男人要求我來做手術的。」足見，時代真的變了，女性的性自覺愈來愈高了！

女性的陰道肌肉為平滑肌，具有彈性，在性行為時能發揮延伸擴展的功能，某些女性在生產過程因陰道彈性鬆弛破壞，使性生活大受影響，這時便可借助陰道整形來改善。

陰道整型已經是很平常的手術，主要可分為兩種，第一種是陰道前壁修補術，可同時改善膀胱脫垂症狀；第二種是陰道後壁整型術，可強化直腸脫出與陰道鬆弛，這也是一般夫妻因為抱怨陰道鬆弛、做愛無感最常做的手術，手術時間約 1 個小時，當天即可出院，以點滴從靜脈注射麻醉藥物，睡著再動手術，患者不會有疼痛感，癒後4～6週可行房，術後即能重拾閨房樂趣。

私密處穿環

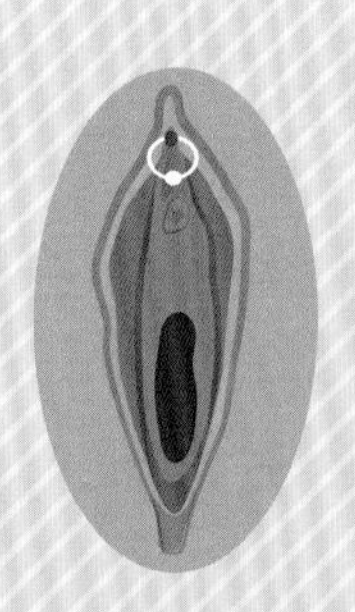

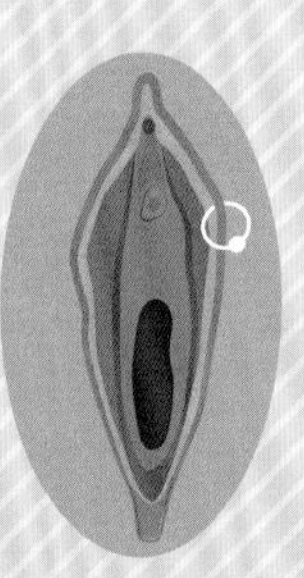

在私密處穿環無非是為刺激性欲，改善性敏感度，男性和女性都可以，女性陰環包括陰蒂環、大陰唇環、小陰唇環等，要注意的是，陰唇穿環（穿孔）可能造成陰部的炎症和感染，還可能引起破傷風，因此，想要通過穿陰環來刺激性慾，施術前應了解自身情況，諮詢相關醫生，並在穿環後注意以下事項：

1.剛穿陰環初期應注意私密處的清潔，避免感染，1個月內禁止有性生活。

2.平時最好穿寬鬆的衣物，避免私密處潮濕悶熱。

3.後續仍要注意每日的清潔，防止因藏污納垢而造成感染。

緊實的陰道最能抓住男人的心

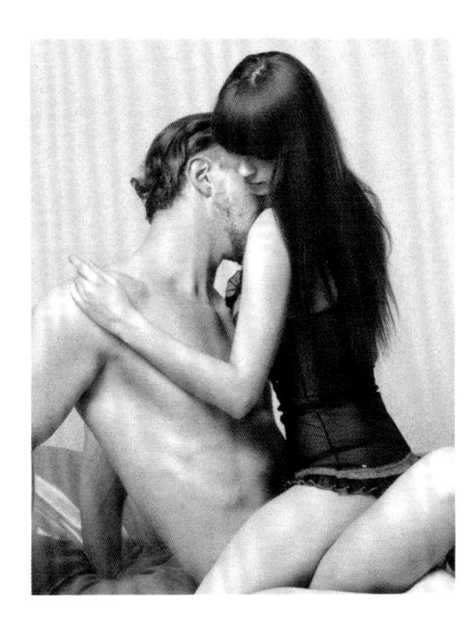

妳可能不知道，男人對於女人陰道緊實或寬鬆有極高的重視程度，它甚至可能影響一場性愛的成敗。

女人臉部肌膚會隨著年齡增加而漸漸鬆弛下垂，但很多人不知道陰道同樣也會跟隨年齡增長而變鬆弛！女人年輕時皮膚表層有豐富的脂肪和膠原蛋白，在25歲時其豐潤度達到最高峰，所以年輕女性的皮膚顯得豐潤細緻吹彈可破，而不只是臉部，脖子、手臂、大腿、小腿、大小陰唇，甚至陰道壁的皮膚皆是如此。

年紀是女人膚質的最大敵人！當照鏡子時發現兩鬢乍現白髮，臉皮逐漸鬆垮，皺紋逐漸增多且加深時，女人往往不會注意到陰道壁也開始變得鬆弛，陰唇不若往日豐滿，陰毛也開始變白、變稀疏了。女人的陰道同樣在25歲時最為豐潤緊實，彈性也最好，加以荷爾蒙分泌處在頂峰狀態，做愛時淫水能輕易而大量地自然分泌，並在高潮時大量湧出。

●發現陰道鬆弛要儘早設法，莫待老公跑了再整型！

如果是天天做愛或每週至少做愛一次，男人對於陰道緊實度的變化通常不會明顯察覺，如果是相隔半個月、一個月，甚至更久才做愛一次，男人就會發現陰莖插入時的舒適度有所不同！

另一種情況是，當男人有機會與老婆以外更年輕的女人性交時，譬如嫖妓、一夜情，或是外遇，他也會「頓悟」兩者之間的差異，從此慾望會毫無理性的驅使他有機會多使用「外來貨」，自然會減少使用「本地貨」的次數。所以，當妳開始花錢在臉上打肉毒、玻尿酸時，不要忘記陰道也該好好保養了！

女人通常以為只有自然生產使陰道過度撐開才會出現鬆弛的情形，剖腹產或是未曾生產過的女性陰道就不會鬆弛，無需做陰道或陰阜整型，這樣的觀念是錯的，真正使女人陰道起變化的原因是年齡，這是任誰都無法逃脫的老化過程！

多年行醫，我做過不計其數的陰道及陰部整型手術，包括開刀、鐳射、陰部美白、小陰唇縮小、大陰唇補脂豐唇等，歸納來求醫的原因大致如下：

1.發現先生與年輕女人外遇，開始不與自己行房，經過道德召喚卻無效。

2.單身或單親而交往比自己年紀小的男伴，積極想給對方更滿意的性愛享受，用來抓住對方的心。

3.經過老公的善意指點，從善如流的聰明女人。

有智慧的女人不管幾歲都要保持陰部的青春狀態，重視性生活品質，如果陰毛像頭髮一樣開始變白，務必使用染髮劑染黑，不然會讓男人發現妳已顯露老態，黑得發亮的陰毛色澤才會洋溢青春性感的氣息，才能和性伴侶同享性愛高潮，恩愛到老。

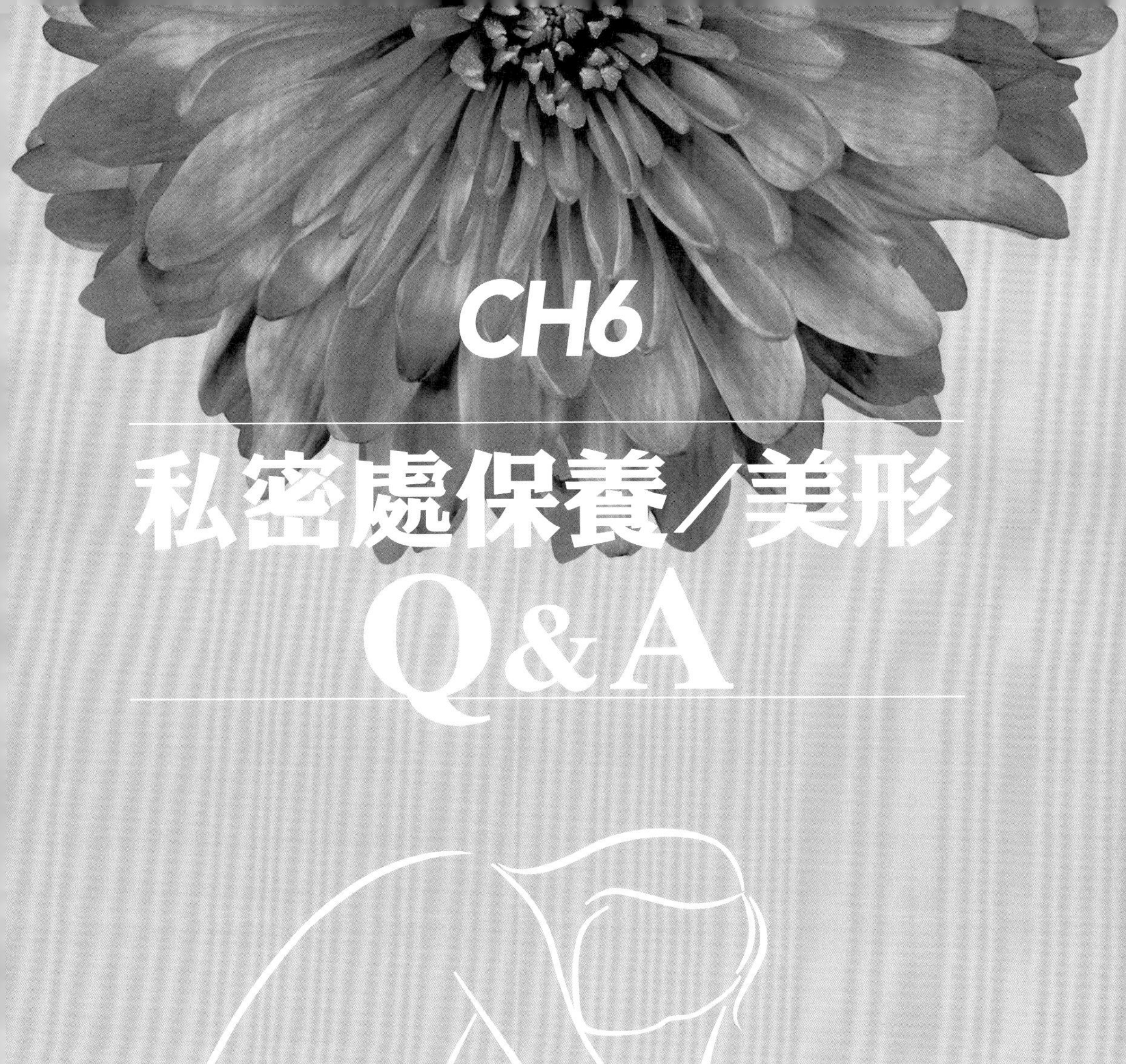

CH6

私密處保養／美形 Q&A

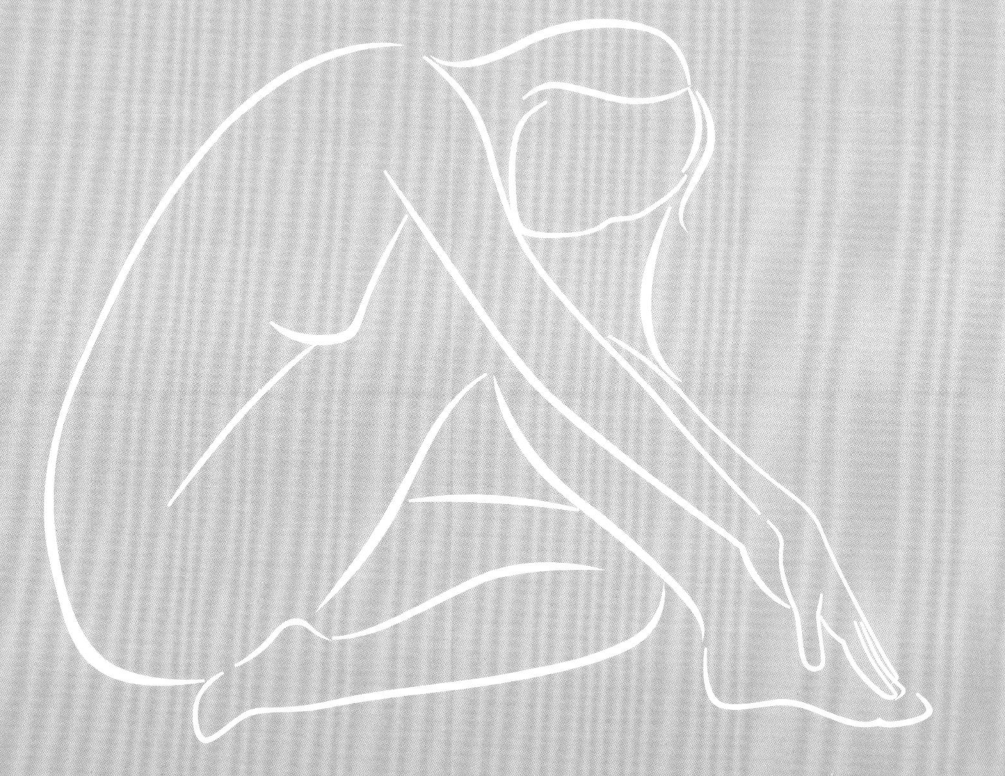

Q 如何讓女性私密處更粉嫩、更緊緻、更有包覆性？

A 隨著女性保養話題發燒，私密處保養也開始成為熱門話題，女性不只勇於討論，對於自身問題也勇於以行動實踐，挺身藉由醫美加以改善。私密處美形雷射、整型，不僅能改善陰部的視覺感觀、閨房樂趣，也能大大改善女性因私密處所產生的困擾而衍生的生活不便與自卑心態。

要讓私密處變得更粉嫩、更緊緻、更有包覆性，妳可以這樣做：

1.凱格爾運動/會陰尿道收縮運動：可透過鍛鍊加強陰部肌肉，使陰道恢復彈性，平躺、坐臥、走路時都可練習，吸氣時做緊縮陰道口與提肛的動作，憋氣3～5秒後放鬆，反覆做即可，不分時間地點，隨時都可練習。

2.中重度會陰部運動：仰臥床上，藉由練習單腳屈膝抬腿、雙腿彎曲抬臀的動作，可收縮臀部肌肉，達到緊縮陰道肌肉的目的。

3.私密處整型：各式私密處整型手術可幫助改善女性私密處先天構造異常、小陰唇過長、陰唇不對稱、反覆感染、陰道鬆弛等問題，除了能解除性生活的病理原因，也有助解決心理上的障礙，讓女性恢復自信與光采。

4.私密處雷射保養：使用針對女性所設計的私密保養雷射儀器深入陰道，透過微型雷射光點，剝離退化萎縮的陰道壁上皮，並透過雷射熱能刺激，引發自體膠原蛋白增生、重組彈力纖維，同時也能刺激陰道壁組織下的微血管，加強陰道內壁的血液循環與滋養，提升陰道壁的張力、彈性及陰道黏膜的飽水度，使陰部保持年輕。

至於私密處的保養，可以從了解自己陰部的構造開始，平常即可用鏡子檢視，發現問題時應及時治療，其他日常保養要點如下：

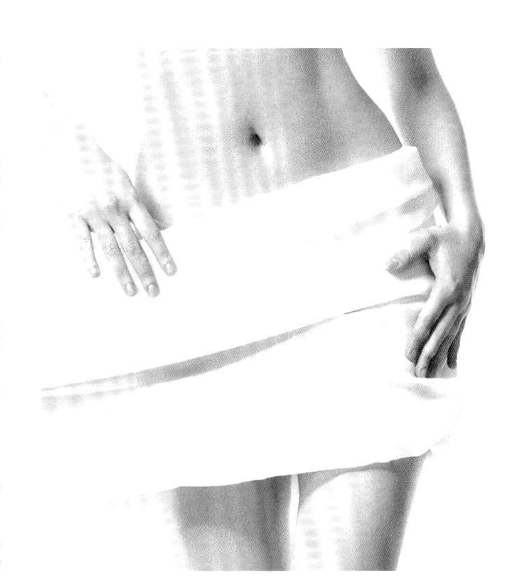

1.選擇棉質內褲，月經來時應時常更換衛生棉，月經前後宜穿著舒適、透氣、棉質的貼身衣物。

2.整理陰部毛髮時盡量以修整為主，避免剃光，以免陰部因過多受到外界刺激而造成感染。

3.性交前後多喝水、排尿，可減少性行為時在尿道滋生的細菌感染陰部。

4.發現私密處氣味重、搔癢、灼熱感、或出現有顏色分泌物時應立即就醫診治。

5.健康狀態下，一天不宜清洗陰部2次以上，清潔用品宜選擇pH3.8～4.2（弱酸性）的產品，避免破壞陰道菌叢生態。

6.選擇私密處保養品，要選擇不含香精、色料、刺激性成分及防腐劑的產品，這些產品容易對陰道粘膜產生刺激。

7.多攝取小紅莓汁、蔓越莓、優酪乳等食物，對預防陰道、尿道感染有幫助。

8.多攝取含維生素B_2的食物，如：奶類及乳製品、動物肝腎、蛋黃、鱔魚、胡蘿蔔、香菇、紫菜、芹菜、橘子、柳丁等，也可以多吃五穀雜糧和帶皮穀物，以增加皮膚黏膜彈性和水分含量。

9.更年期女性私密處乾澀可補充雌激素，口服或外用擦劑都很有效。

Q 做陰道緊實手術越緊越好嗎？

A 許多人誤以為做陰道緊實手術越緊越好！其實，這樣可能使陰道口過度緊實而無助性愉悅，術後更可能因陰道過窄，私密處悶熱而易引起細菌感染。

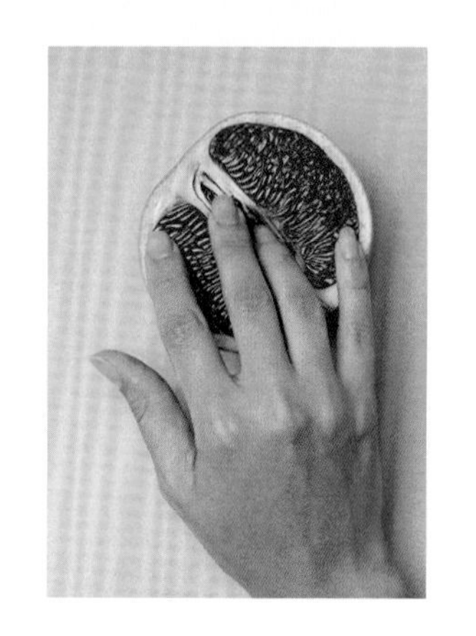

正常的陰道緊密度是以兩指可撐開插入為基準，建議要進行陰道緊實縫合手術前可與醫師溝通討論，讓手術不只能恢復身體正常機能，也能促進私密處健康，兩者都同樣重要。

Q 沒生過小孩也需要做陰道整型嗎？

A 是的，不管是為生理健康或是為滿足性愛情趣，只要陰道出現鬆弛現象，都可考慮做陰道整型手術。

女性停經後，身體少了雌激素刺激，子宮、陰道都會出現萎縮的情形，使得陰道長度變短，寬度變窄，彈性也相對變差，行房時容易造成撕裂傷，這正是讓很多女性在中年過後對性愛生活卻步的主要原因；其實，人類壽命延長，更年期之後餘命還有數十年，不論男人女人，都應該正視更年期過後性愛和諧的問題，房事無礙，夫妻感情才能持續不墜。（延伸閱讀：《持續做愛不會老——婦產科名醫解碼男女更年期的荷爾蒙危機及解救之道》，潘俊亨著，金塊文化出版）

另外，在生理健康部分，包括慢性咳嗽、經常便祕、長期從事負重工作、經常久蹲、跪姿或坐矮凳等，也會使陰道鬆弛而出現漏尿的情形，有這些問題也可藉由陰道整型手術來幫助改善。

咳嗽與便祕都會運用到腹部肌肉，若有慢性咳嗽或經常便祕，長期下來會增加腹腔壓力，女性骨盆腔底肌肉群中的下腹雙側股溝三角區塊及陰道壁，屬於肌力最薄弱的地方，而維持身體肌群力量所產生的壓力往往會往這兩個部位釋放，因此有這些症狀的女性便容易出現骨盆底肌鬆弛的問題。

長期搬重物也會間接增加腹腔壓力，臨床上，需要長期搬運重物的女性，容易出現應力性尿失禁的病症，當人體站立時，陰道前壁和尿道後壁幾乎貼在一起，因此兩者的變化也息息相關；久蹲、經常採取跪姿也會使身體重量較多往骨盆腔集中，自然也會影響位於骨盆腔內的陰道；另外，坐矮凳時膝蓋通常會高於臀部，此時身體的重量也較多集中在骨盆腔，尤其是肌力較薄弱的陰道更會受到極大的壓力。

有上述這些情況，即使未曾生育，若陰道鬆弛問題嚴重，都可進行陰道整型手術。

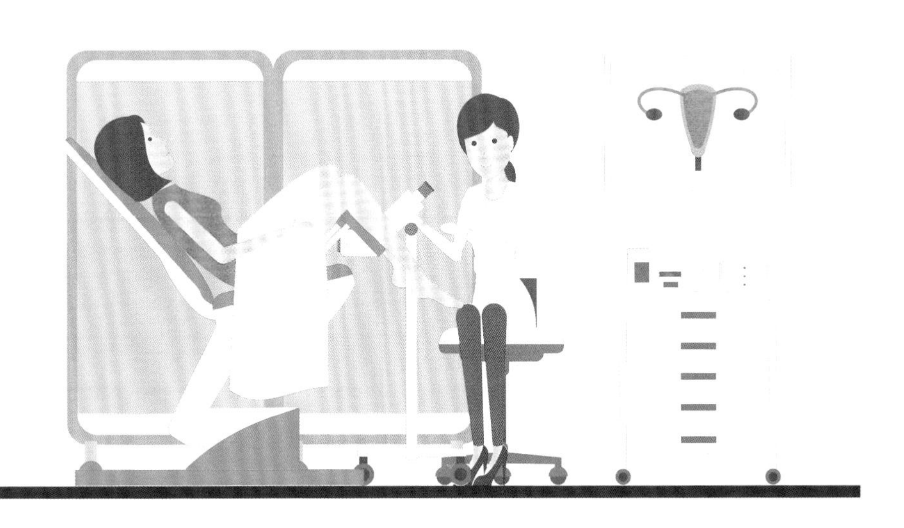

Q 以自體脂肪填補陰道壁會不會導致栓塞？

A 此術式是將患者自體脂肪以細導管抽取出來，經過篩選純化，再以補脂針注射到患者的陰道壁，使陰道內壁增厚而變得豐潤，間接達到緊實的效果，但由於陰道內壁靜脈微血管叢分布相當密集，注射後很容易出現脂肪栓塞的併發症，嚴重者可能危及生命安全，由於術式風險高，不少標榜自體脂肪填補的整型案例就曾出事，若以安全考量，建議不採行此術式；但使用自體脂肪打入兩片大陰唇的豐唇手術，則沒有發生栓塞的風險。

Q 什麼狀況需要做陰道整型手術？

A 陰道整型手術牽涉到對性生活滿意度的評估，因此，評估時需加入心理因素的考量。整型的原因若只單純因為陰道變鬆，這能很客觀地判斷是否需要接受手術，但若合併有其他骨盆鬆弛症狀，例如：陰道口摸到膨出的肉團（膀胱和子宮脫垂）、解便困難（腸脫垂）等，就應該接受陰道整型手術治療。

提醒想做陰道整型手術者，做完手術之後最好不要再有如生育的破壞因素，因此，應該在生育計劃結束後，不打算再懷孕生產時才接受這項手術，且最好一次修補到位。

Q 剖腹產就不會使陰道變鬆弛嗎？

A 事實上，產婦在臨產前盆腔肌肉及韌帶都會適當延伸，這是一種自然現象，為的是讓寶寶能順利自產道娩出，所以即便是剖腹產的女性，產後依舊會出現陰道鬆弛的現象。

陰道鬆弛的根本原因是盆腔內肌肉群張力下降，導致陰道肌肉鬆弛、變寬，懷孕過程中會引發陰道鬆弛的原因，包括胎兒頭部過大、引產導致陰道損傷、多次分娩、產後沒有進行恢復運動、盲目減肥、過度勞累等，都可能造成盆腔內肌肉群恢復不良。所以，生產方式並不是造成陰道鬆弛的唯一或主要原因。

陰道本身具有一定的彈性和恢復能力，一般生產過後大約3個月就能恢復，可是生產過程中產道畢竟經受過擠壓和撕裂，肌肉肯定會受到傷害，即使是剖腹產，要想恢復陰道緊實彈性，還是需要在產後通過一定的訓練或手術才能恢復原狀。

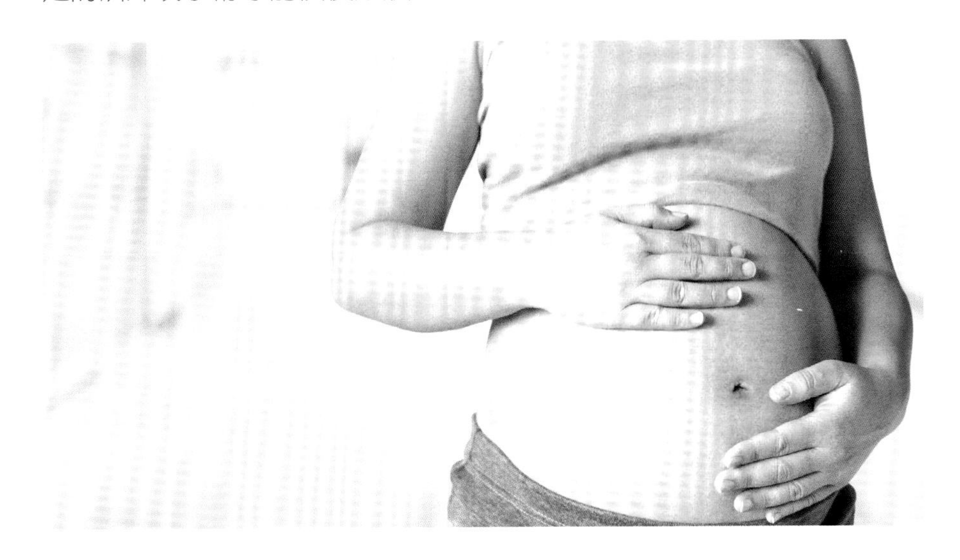

Q 自然生產後同時進行陰道後壁整型緊縮手術適合嗎？

A 當然可以，且好處是日後可以不必再進一次手術房。

自然生產過程中通常會陰會被剪開，剪開的傷口原本就需要縫合，此時合併執行陰道縫合手術，只需經歷一次手術復原期，是很理想的選擇。

Q 為什麼沒生過小孩，到50歲也需要做陰道整型？

A 因為隨著年齡增加，女人體內的女性荷爾蒙分泌會逐漸減少，陰道壁因為膠原蛋白流失而逐漸變薄，也會逐漸失去彈性，使得在性交時失去緊實感。

近來40歲以上未婚及「恢單（恢復單身）」女性人數日益增加，交往「小」男人的比例也不少，中年女性為了追求更美好的性生活、讓陰道更加緊實，而到婦產科做陰道整型的人數也越來越多了。

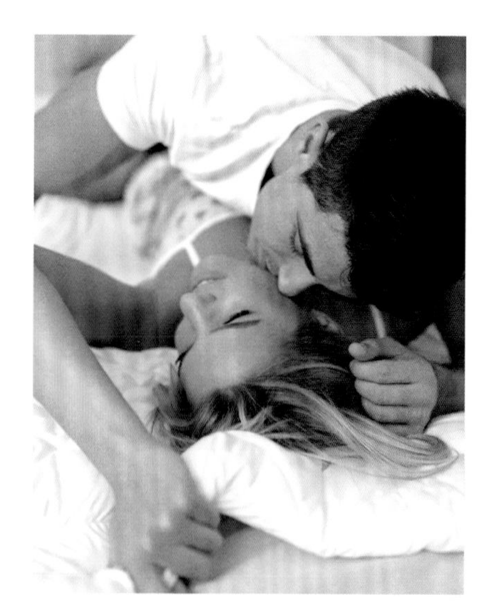

21世紀，當陰道情趣功能的重要性已然超越生育功能，50歲左右面臨更年期的女性，以陰道整型手術保障未來數十年的性愛生活，實屬聰明之至。

Q 處女也能做小陰唇整型嗎？

A 小陰唇整型手術只是外陰的修飾，與位於內在陰道口的處女膜並無關係，手術完全不會傷到處女膜。

Q 做小陰唇修整術後性交時會影響敏感度嗎？

A 不會，相反地，小陰唇修整可順便修飾女性包皮過長的問題，所以在性交時更容易刺激到陰蒂，反而更容易有性高潮。

Q 怎樣算是小陰唇肥大或過長？

A 兩腿併攏時，小陰唇長度超過左右兩側的大陰唇，就算是小陰唇肥大或小陰唇過長。

Q 私密處感染吃蔓越莓有用嗎？

A 蔓越莓中的花青素可抑制大腸桿菌附著在膀胱黏膜，因此食用蔓越莓可有效預防泌尿道感染，但需要注意的是，吃蔓越莓時宜挑選原味或萃取的產品，才能避免攝取過多的糖分，糖會促進壞菌生長，反而會使感染更嚴重。

Q 陰道炎和尿道炎怎麼分？

A 兩者的症狀其實不相同，陰道炎通常會出現分泌物增加、陰部疼痛、分泌物顏色改變、有明顯的惡臭味、陰道發癢難耐等情形，但是不會排尿疼痛。而尿道炎的症狀則包含頻尿、尿尿會疼痛、容易尿急可是尿量不多、血尿。

Q 陰道炎感染類型有哪些？要怎麼分辨？

A 可從分泌物的顏色來判別：

1.念珠菌感染會產生白色如豆腐渣的分泌物，外陰發紅，會癢。

2.有魚腥味或惡臭多為細菌感染，這是因為細菌分解陰道分泌物的蛋白質，所以造成難聞的氣味。

3.陰道滴蟲感染會造成外陰奇癢，且陰道內會有灼熱感，嚴重時會產生漿液性淡紅色、水狀、泡沫狀的分泌物。

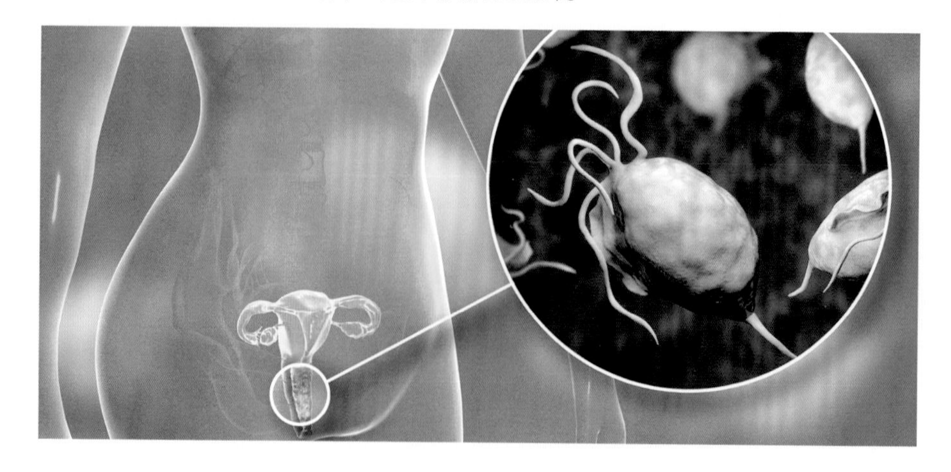